전 세계를 강타한 알렌 카의

STOP! SMOKING
스탑스모킹

전 세계를 강타한 알렌 카의

STOP! SMOKING
스탑스모킹

알렌 카 지음 | 심교준 옮김

Allen Carr' s Easy Way to Stop Smoking
by Allen Carr
Copyright ⓒ 1999 by Allen Carr

Korean Translation Copyright ⓒ 2002 by HanEon Community.
Korean edition is published by arrangement with Allen Carr.

이 책의 한국어판 저작권은 저자인 Allen Carr와의 독점 계약으로 (주)한언에 있습니다.
저작권법에 의해 한국 내에서 보호를 받는 저작물이므로 무단 전재와 복제를 금합니다.

이번에는 담배를 꼭 끊으세요!

To.

Date   .   .

From.

들어가며

"세상의 모든 흡연자들이 담배를 끊게 만들고 말 거야!"
내가 이렇게 선언했을 때, 아내는 내 머리가 어떻게 된 게 아닐까 하고 생각했다고 한다. 그도 그럴 것이, 아내는 내가 담배를 끊으려고 하다가 결국에는 좌절하는 모습을 적어도 2년에 한두 차례씩은 보아왔던 것이다. 지금껏 내가 보여준 모습이 이러하니 아내가 그런 생각을 한 것은 어쩌면 당연한 일인지도 모른다.

지금처럼 완전히 담배를 끊는데 성공하기 바로 전 6개월 동안에도 나는 담배를 끊으려고 무던히 애를 쓰고 있었다. '이제 이런 고통스런 금연은 마지막이다' 라고 마음을 다잡으며 혼신을 다해 노력을 기울였었다. 그런 노력에도 불구하고 결국 담배에 손을 댔을 때…, 나는 어린애처럼 울어버렸다.

'이 한 개비로 나는 일생 동안 계속 담배를 피우게 되겠지. 이렇게까지 노력했는데도 실패했으니 이제는 도저히 끊을 수

없을 거야.'
 이런 생각이 들자 눈물이 왈칵 쏟아졌던 것이다.
 '세상의 모든 흡연자들이 담배를 끊도록 하고 말 거야!'
 이렇게 외쳤을 때 아내가 더욱 더 놀랄 수밖에 없었던 까닭은, 내가 마지막 한 개비를 피우고 난 다음 깊이 생각한 후도 아니고 손으로 비벼 끈 '직후'에 이런 선언을 했기 때문이었다! 그것도 나 혼자만의 금연을 결의한 것이 아니라, 세상의 모든 흡연자들이 담배를 끊도록 하겠다고 장담했기 때문이었다!

 지금 생각해보면 나의 일생은 흡연 문제해결을 위해 살아온 것처럼 생각된다. 젊었을 때 그 힘들었던 회계사 자격 취득을 위한 공부조차, 담배의 올가미에서 벗어나기 위한 길을 찾아가는 하나의 과정이었으리라. 모든 사람을 속여 옭아맬 수 있는 올가미 따위는 없다고 흔히들 말하지만, '흡연의 올가미'에 대해서만은 그렇지 않다. 지금까지 담배회사가 모든 사람을 속이는데 정말이지 완벽하게 성공했다고 할 수 있다. 내 스스로 그 올가미를 벗겨내기 전까지는….
 혹, 내가 너무나 잘난 체하는 듯이 말하고 있다고 거부감이 드는 건 아닌지…? 하지만 절대로 그렇지 않다. 내가 처해 있던 상황을 여러분도 함께 반추해 보면 이 말이 아주 자연스러운 표현이라고 공감하게 될 것이다.

그 문제의 순간은 1983년 7월 15일에 다가왔다.
내가 마지막으로 담배 한 개비를 피우고 비벼 끈 순간, -그 순간의 안도감이란 것은 제2차 세계대전 중 독일의 코르디츠 강제 수용소를 탈출한 사람들의 안도감만큼 컸으리라-나는 드디어 생각해 낼 수 있었다. 나는 모든 흡연자가 갈망하고 있던 것, 바로 아주 쉬운 금연법을 찾아낸 것이다.
그리고 그 후 친구나 친척을 실험대에 올려 테스트 기간을 거친 후 본격적으로 금연 컨설턴트 일을 개시했다.

이 책의 초판은 1985년에 영국에서 출간되었다. 집필의 계기를 만들어 준 주인공은 '가끔 피우는 사람/10대 흡연자/피우지 않는 사람'이라는 장에 나오는 남성환자이다. 그는 나의 테라피를 두 번 받았지만 두 번 모두 너무나도 마음이 흔들렸기 때문에 내 이야기에 집중하지도 이해하지도 못했다. 나도 어떻게든 그의 긴장을 풀어주려는 데에만 애를 태우게 되어 결국 금연하는데 실패했다. 나중에는 둘이 같이 울어버렸다. 그 순간, 나는 그를 위해 좀더 좋은 방법이 없을까 하는 안타까운 고민을 하게 되었다.
'나의 지도 내용과 방법을 종이에 기록해 둔다면 어떨까? 그의 정신상태가 정상으로 돌아왔을 때 그것을 읽을 수만 있다면…. 몇 번이고 차분하게 집중하여 읽을 수만 있다면…. 그럴 수 있다면, 내 지도 내용·방법과 나의 생각을 더욱 잘 이해할 수 있게 되고 그래서 금연에 성공하게 될 텐데….'
이렇게 하여 이 책이 태어나게 되었다.

놀라운 것은 담배 문제에 관해서는 매일 새롭게 배우게 되는 무언가가 반드시 존재한다는 것이다! 그러나—매일매일 새로운 깨달음과 가치가 생겨날지라도—이 책의 기본적인 주제와 사고의 방식은 언제나 동일할 것이다. 특히, 이 책의 '흡연의 이점'이라는 장만큼은—세상에서 100% 완전한 것은 없다고 할지도 모르겠지만—조금도 변화시키고 싶지도, 아니 절대 더 나아질 수 없을 정도로 완벽하다. 사실, 저자로서 가장 쓰기 쉽고 그 가치가 명료했을 뿐만 아니라 독자들이 가장 마음에 들어하는 부분도 바로 '흡연의 이점'이라는 장이다.

이 책은 금연 테라피에서의 현장 경험과 이 책의 초판에 대한 5년 간의 독자들의 진솔한 피드백을 바탕으로 초판을 수정하고 보완했다. 보완한 부분은 나의 테라피가 실패했던 사례를 중점적으로 참고하였으므로 두 번 다시 그런 실패를 되풀이하지 않도록, 이 책을 읽는 사람이라면 '단 한 사람이라도 금연에 실패하지 않도록 하는 것'을 목표로 했다.

나의 테라피가 실패로 끝난 경우는 대부분 부모에게 억지로 끌려온, 금연할 의지 같은 것은 손톱만큼도 없는 젊은이들이었다. 그럼에도 불구하고 이런 젊은이들 중 75%는 금연에 성공할 수 있었다.

물론, '가끔 피우는 사람/10대 흡연자/피우지 않는 사람' 이라는 장의 남성과 같이 진지하게 담배를 끊으려고 마음먹었는데도 끊을 수 없던 사람도 있었다. 그런 사람을 만나면 나는 몹시 가슴이 아팠고, 어떻게 해야 그를 도와줄 수 있을까를 생각하며 잠을 이루지 못한 경우도 많았다. 금연이 얼마나 쉬운지, 끊어버리면 얼마나 즐거운 인생이 기다리고 있는지를 내가 잘 전해주지 못했기 때문에 환자들이 실패했고, 따라서 그들의 실패는 곧 나의 실패라고 생각되었기 때문이다.

금연하기가 쉬울 뿐만 아니라 즐겁기도 하다는 사실은 담배를 피워본 사람이라면 누구라도 이해할 수 있을 것이다. 단, 자기 자신만의 사고방식을 고집하며 상상력을 발휘하지 않으려는 고집쟁이(완고한 사람이)라면 이해할 수 없을지도 모른다. 그런 사람들은 담배를 끊는 것이 두려워 진실된 마음을 열지 못한다.

하지만 담배끊기를 두려워하는 사람들의 공포심은 사실, 그들 자신이 만들어 내는 것이 아니다. 그런 공포심은 담배 자체가 만들어 내고 있기 때문에 담배를 끊으면 그 공포심도 당연히 함께 없어지게 되는 것이다.

나의 금연법을 맹렬하게 비판하는 사람을 만나본 적이 있다. 그렇지만 단언하건대, 나의 금연 방법은 그 어떤 흡연자에게도 분명히 효과가 있다.

'당신의 방법은 나에게는 효과가 없었다'는 불평이 들려 오기도 한다(금연에 실패한 사람은 모두 정해놓은 것처럼 이렇게 말한다). 그런데 그렇게 말하는 사람일수록 내가 지시한 내용을 절반도 따르지 않았다는 것을 확인할 수 있었다. 그런데도 왜 자신이 아직도 담배를 피우고 있는지, 스스로도 금연에 실패한 원인을 제대로 이해하지 못하고 있는 것이다.

당신이 지금 일평생 벗어날 수 없는 미로에 빠져 버렸다고 상상해 보라. 그리고 그 미로의 구조도를 먼저 알게 된 내가 당신에게 이렇게 이야기한다. "거기서 오른쪽으로, 다시 거기서 왼쪽으로 돌면…." 미로에서 빠져나오기란 쉽지 않은 일이다. 한 번 방향이 어긋나면 좀처럼 출구를 찾을 수 없기 때문에. 그러므로 나의 지시를 하나라도 흘려 들으면 그 순간부터 당연히 그 다음의 지시는 몽땅 무효가 되고 만다. 그리고…, 그 미로에서는 영원히 빠져 나올 수 없게 될지도 모른다.

나의 금연 테라피는 당초 맨투맨으로 시작했는데 그러다 보니 일종의 수상한 돌팔이 의사처럼 보여진 듯, 당시는 정말로 막다른 지경(?)에 이른 흡연자들만 찾아왔었다. 그러나 지금은 금연 전문가의 리더격으로 인정받게 되어 세계 각국의 흡연자들이 비행기를 타고까지 찾아오게 되었다.

현재는 금연 희망자 8명을 한 그룹으로 진행하고 있으며 광고는 일체 하지 않고 있다. 그런데도 나의 테라피를 받으려는 사람들의 수는 조금도 줄어들지 않고 있다. 나의 금연 테라피에는 단순히 흡연에 관한 문제를 갖고 있는 사람뿐 아니라, 알코올이나 마약 중독자였던 사람, 또는 몇 가지 복합적인 중독증을 가진 사람도 많이 참가하러 온다. 나는 나의 금연법을 알코올이나 마약 중독자에게 응용했었고, 그 결과 그 어떤 갱생 프로그램보다 훨씬 더 간단하게 그 중독에서 벗어나게 할 수 있었다. 즉, 내 방법은 담배뿐만 아니라 어떤 중독증에도 응용할 수 있는 것이다.

내가 가장 애처롭게 여기는 사람들은 이 책을 읽고 한동안은 금연에 성공했는데, 그 후에 다시 피우기 시작한 사람들이다. 금연했을 당시에는 굉장히 기뻐했었음에도 불구하고 또다시 올가미에 걸려들어, 두 번째로 책을 읽을 때에는 더 이상 효과가 나타나지 않게 되어버린 것이다.

내게 남아 있는 과제는 바로 이 문제를 해결하는 것이다. 그리고 담배와 알코올 그 밖의 마약과의 관계도 증명하겠다고 생각하고 있지만 그것은 다음에 출판하게 될 두 번째 책에서 다루기로 하겠다.

 이 책은 지금까지 많은 칭찬과 얼마간의 비판의 소리를 동시에 들어 왔다. 이 책이 처음 출판된 무렵에는 전문가들에게서 온갖 혹평을 받았지만, 이 책을 비판했던 그들이 지금은 가장 열렬한 지지자가 되어주고 있다.

 지금까지 들어왔던 칭찬 중에 가장 마음에 드는 말을 당신에게 자랑하고 싶다. 어떤 의사가 했던 말인데, 그의 말은 나에게 용기와 보람 그리고 긍지를 안겨주었다.

 그는 이렇게 말했다.

 "이 책을 내 손으로 쓰고 싶었다!"

지은이 **알렌 카**

CONTENTS

019 나는 세계 제일의 니코틴 중독 환자였다

028 어떻게 이토록 쉽게 금연할 수 있는가?

037 왜 담배를 피우는지 그 이유를 대답할 수 있는가?

047 당신은 올가미에 걸려 있다

053 담배를 왜 피우는가?

055 담배는 습관이 아니라 마약 중독이다

070 담배회사의 강력한 세뇌력

085 담배는 당신에게 아무것도 주지 않는다

088 스트레스를 완화해 준다는 환상

092 심심함을 없애준다는 환상

094 집중력을 높여준다는 환상

097 몸을 이완시켜 준다는 환상

101 콤비네이션 스모킹의 비참함

104 담배를 끊어서 손해보는 것이 있는가?

113 자진해서 노예 생활을 감수하다니

118 주당 만원을 절약하자

125 담배의 해독은 이미 몸 속으로 계속 퍼지고 있다

134 담배를 피우면 피울수록 피로감도 쌓인다

136 담배 그 자체가 만들어 내는 지속적인 불안감

139 마음 속 깊이 숨어 있는 불길한 그림자

141 흡연의 이점

143 정신력으로 끊으려 하지 말라

158 담배를 줄이기가 완전히 끊는 것보다 더 어렵다

165 되돌릴 수 없는 '딱 한 개비'의 유혹

169 가끔 피우는 사람/10대 흡연자/피우지 않는 사람

183 몰래 숨어서 피우는 사람

186 사회적 압력을 겁내는 흡연자

190 반드시 성공하는 금연 타이밍

203 당신은 마약 중독자를 부러워하는가?

209 금연하면 살찐다!?

212 잘못된 금연동기는 실패로 가는 길

216 금단현상은 애초에 존재하지 않았다

230 금단현상을 극복한다

241 단 '한 모금'의 위력

243 직업상 금연하기 어려운 사람

246 금연에 실패하는 두 가지 이유

249 대용품 사용은 효과가 없다

254 이제 담배를 피울 필요가 없음을 진심으로 기뻐하라

260 멋진 진실이 보일 때

265 자, 마지막 한 개비를 피우자

268 최후의 경고

271 출간 후 지금까지

289 침몰하는 배에 남겨진 불쌍한 흡연자들을 구하라

300 피우지 않는 사람을 위한 어드바이스

306 담배와의 스캔들에 종지부를

나는 세계 제일의
니코틴 중독 환자였다

33년 간의 악몽에서 해방되다

이 책을 시작하며, 우선 나 자신이 과연 이런 책을 쓸 자격이 있는 사람인지에 대해 이야기해야 할 것 같다. 나는 의학박사도 정신과 의사도 아니다. 그러나 그보다 훨씬 잘 어울리는 자격을 가지고 있다. 나는 33년 동안이나 도저히 손을 쓸 수 없을 정도의 헤비스모커였다! 담배를 끊기 전까지 나는 33년 동안 줄기차게 하루 평균 80개비라는 어마어마한 양의 담배를 피워댔다. 많이 피운 날은 100개비, 적은 날이라도 최소한 60개비는 피웠다.

금연? 물론 수 차례 시도했다. 잘 되었을 때에는 6개월 동안 금연한 적도 있었다. 그러나 그 때도 다만 담배를 피우지 않았을 뿐 담배 생각에 안절부절못했고, 일부러 담배 피우고 있는 사람 옆으로 가까이 다가가서는 연기를 들이마시거나, 심지어는 기차를 타거나 레스토랑에 갈 때도 일부러 흡연석에 앉곤 했다.

자, 이만하면 금연에 대해 말할 자격이 충분하지 않을까?

대부분의 흡연자는 건강을 생각해서 '병에 걸리기 전에 끊자'고 다짐한다. 나 역시 '이대로 피우다가는 죽을지도 모른다'라는 지점에 까지 갔었다. 항상 두통과 기침이 고민스러웠고 이마로 흐르는 혈관이 불끈불끈 솟아오르는 것을 느끼며, 오늘 당장 쓰러진다 해도 조금도 이상한 일이 아닐 것이라고 생각하고 있었다. 그렇게 극도로 심한 불안에 떨었지만 그래도 담배만은 도저히 끊을 수가 없었다.

원래 처음부터 담배 맛을 좋아했던 것은 아니었다. 거의 모든 흡연자가 '담배는 맛있다'는 착각에 빠져 있지만 나는 한번도 그런 환상에 빠진 적이 없었다. 담배 맛과 냄새는 피우는 그 순간에도 역겨워서 참을 수 없을 정도였다. 그런데도 담배를 피우면 몸이 편안해지고 안정감을 되찾을 수 있다고 생각했고, 또 그렇게 굳게 믿고 있었다. 담배 없는 인생이란 상상도 할 수 없을 정도였다. 드디어 나는 금연을 시도하는 것조차 단념하게 되었다.

아내는 그런 나를 보고 또 보고 하다가 지치고 안타까워, 결국 최면치료법을 신청해 주었다. 하지만 그 무렵의 나에게는 최면치료법에 관해 그 어떤 지식도 믿음도 존재하지 않았었다. 그러니 최면치료가 무슨 효과를 발휘할 수 있었겠는가?

나는 '나는 의지가 강한 인간이다' 라고 스스로 믿고 있었다. 담배를 제외하고는 인생의 모든 것이 내 의지대로 움직이고 있었기 때문에…. 그런 나에게 최면치료법은 나의 의지를 강제로 억압하는 것으로 밖에 보이지 않았다. '누구도 나를 속여서 담배를 끊게 하지는 못할 거야!' 나는 더욱 더 위압적으로 대응했다.

최면요법사는 내 팔을 경직시키려고 하는 등 여러 가지 방법을 시도했지만 나는 한번도 의식을 잃지 않았고, 적어도 내가 기억하는 범위 내에서는 최면상태를 손톱만큼도 느끼지 못했다. 그런데 그런 내가 최면치료법 중의 한 방법으로 담배를 끊을 수 있게 된 것이다. 그것도 금단현상으로부터의 이탈 기간 때조차 금연의 프로세스를 즐길 수 있을 정도로 행복하게!

아, 잠깐! 여기까지 읽고 '맞아, 금연에는 최면요법이 최고야!' 하고 성급히 뛰쳐나가지 말기를 바란다.

최면요법은 대체로 언어적 커뮤니케이션에 바탕을 둔 치료법이므로 이 커뮤니케이션의 내용이 조금이라도 잘못되면 절대 금연에 성공할 수 없다. 나는 최면요법이었음에도 불구하고 담배를 끊을 수 있었던 것이지, 최면요법이었기 때문에 끊을 수 있었던 것은 아니다.

그렇다고 해서 최면요법을 근본적으로 부정할 생각도 없다 (나의 금연 테라피도 부분적으로 이 방법을 쓰고 있다). 다만 최면요법에서 쓰여지는 '암시력'은 좋은 쪽으로도 나쁜 쪽으로도 이용될 수 있기 때문에 위험성을 배제하지 못한다. 즉, 최면요법사가 거는 암시는 그의 의도에 따라 또는 특별히 의도하지 않았다 하더라도 그의 최면 기술의 숙련정도에 따라 좋은 쪽으로도 작용할 수 있고 자칫 잘못하다가는 나쁜 쪽으로도 작용할 가능성도 있다. 금연이 아니라 흡연 상태가 더욱 강화될 수도 있다는 것이다. 그렇게 된다면 정말 큰일이다. 그러므로 정말 신뢰할 수 있는 사람에게서 소개받은 최면요법사 이외에는 접촉하지 말 것을 권한다.

비참한 흡연시대의 나는 담배 없이 살아야 한다면 차라리 담배로 죽어버리는 것이 더 좋다고 생각했었다. 담배를 끊은 지금도 "종종 피우고 싶습니까?"라는 질문을 받을 때가 있는데, 그럴 때마다 나는 이렇게 답한다. "아니요, 전혀!"

그렇다. 정말로 전혀 피우고 싶지 않다. 생각조차 나지 않는다. 과학적 이성을 지니고 있다고 자부하는, 게다가 33년 동안 담배를 피워왔던 나로서도 믿어지지 않는, 내가 담배를 끊었다는 이 마법과 같은 사건은 정말 이성적으로는 이해하기 어려운 사실이었다. 전에는 몇 주 간이나 캄캄한 어둠의 고통 끝에서도 결국 끊을 수 없었던 담배를 어느 한 순간 이렇게 너무도 간단하게 끊게 되었다는 불가사의한 체험.

최면술이나 금연에 관한 많은 책들을 찾아 읽어보았지만 납득이 가는 설명은 어디서도 얻을 수 없었다. 나는 과연 어떻게 담배를 끊을 수 있었을까? 이 물음에 대한 대답을 나는 좀처럼 찾아내지 못했다.

그것은 뒷문에서 앞문에 걸린 문패를 찾는 것과 같이 어리석은 일이었다. 즉, 단편적으로 '어떻게, 왜, 간단히 끊어버릴 수 있었는가?' 만을 생각하고 있었기 때문이었다.

담배를 어떻게 끊었는지는 별로 중요한 문제가 아니다. 정말 중요하고 소중한 것은 '왜 금연이 어려운가?' 를 이해하는 것이다. 예를 들면 담배를 끊으려고 하면 지독한 금단현상이 생긴다고 흔히들 말하지만, 나의 경우 육체적 금단현상은 '제로'였다. 괴로운 것은 몸이 아니다. 금연은 마음의 문제인 것이다.

누구라도 쉽게 끊을 수 있다

현재 나의 직업은 금연 컨설턴트이다. 나의 테라피는 대단히 높은 성공률을 자랑하고 있고 지금까지 몇천 명의 금연을 도와 줘 왔다.

이제부터 나의 방법에 따른 금연법을 시작하려 한다. 잠깐! 시작하기 전에 한 가지 확실하게 해두고 싶은 것이 있다. 당신의 마음 속에 깊이 새겨 놓아야 할 문장. 언제라도 절대 잊으면 안 되는 전제. 이 문장을 단단히 마음에 새겨 놓아라.

누구라도 담배를 끊을 수 있다.
그것도 아주 간단하게!

기본적으로 사람은 '두렵기' 때문에 담배를 피운다. 그리고 '두렵기' 때문에 담배를 끊지 못한다. 담배가 없으면 인생이 재미 없어지지 않을까? 손해를 보지는 않을까? 이런 불안감을 흡연자는 항상 안고 있다. 그러나 그런 불안은 의미가 없다. 담배를 피우지 않아도 인생은 충분히 즐겁다. 그것도 피우고 있는 사람보다도 안 피우는 사람이 몇십 배, 몇천 배나 훨씬 즐겁다. 건강이나 생활의 활력, 금전적인 이득 등은 금연으로 얻게 되는 당연한 수확이지만, 금연에는 그 이상으로 멋진 것이 많이 있다.

누구나 간단히 담배를 끊을 수 있다. 당신도 그렇다!

마음을 열고 이 책을 읽기 바란다. 이 책의 내용을 잘 이해하면 할수록 그만큼 금연도 쉽게 할 수 있다. 설사 충분히 이해할 수 없다 하더라도 이 책의 지시에 따르기만 하면 간단히 끊을 수 있다.

만약, 당신이 이 책의 방법대로 금연법을 실천했는데도 실패한다면 그것은 분명히 아래 사항들 중 하나가 원인일 것이다.

첫째, 지시에 따르지 않았다.

이 책의 지시가 때로는 마치 강요하는 것 같다고 불평하는 사람도 있다. 예를 들어 담배를 억지로 줄이려고 하지 말라든지, 과자나 껌과 같은 대용품(특히 니코틴을 함유한 것)을 사용하지 말라든지…. 이 책의 방식은 사실 독단적이다. 그렇지만 그것은 내가 담배에 대해 너무나 잘 알고 있기 때문이다.

실제로 담배 맛을 내는 대용품 등을 사용하여 담배를 끊는 사람도 있다. 그러나 그것은 대용품을 사용했음에도 불구하고 끊을 수 있었다는 것이지, 그 대용품 때문에 끊을 수 있었다는 것은 결코 아니다. 이 책에서 내가 이야기하는 모든 것은 하나하나 그 나름대로의 의미를 가지고 있을 뿐 아니라 금연을 보다 간단히 하기 위한 구체적인 방법이며 금연 성공을 보다 확실하게 하기 위한 지침이라는 것을 잊지 말기 바란다.

둘째, 올바르게 이해하지 못했다.
나의 생각과 이야기에 대해 하나라도 의심해서는 곤란하며, 그저 안이하게 당연하다고 믿어서도 안 된다. 있는 그대로의 진실과 대면하기 바란다. 덮어놓고 나의 이야기를 의심하기 전에, 먼저 담배에 대한 지금까지의 당신 자신의 생각이나 담배에 대한 일반적인 '상식'에 대해 의심을 품어 볼 필요가 있다.

예컨대, '담배는 단순한 습관에 지나지 않는다'고 생각하는 당신. 자 그럼, 당신의 생각대로 담배를 습관이라고 가정해 보자. 하지만 다른 습관들은(아무리 즐거운 습관이라 할지라도) 별 어려움 없이 끊을 수 있지 않은가? 다리를 흔들어 대는 습관, 코를 만지는 습관, 시도 때도 없이 잘 웃는 습관…. 고치려고 마음만 먹는다면 그다지 극심한 마음의 고통을 겪지 않고도 변화시켜 나갈 수 있었을 것이다. 그런데 맛도 좋지 않고 돈만 공중에 날리고 당신을 죽음에 까지 이르게 하는 '습관' 하나 끊는 것이 왜 그토록 어려울까?

그리고 '담배가 맛있다'고 생각하는 당신. 정말 담배가 맛있을까? 세상에는 맛있는 음식이 너무나도 많이 있다. 평생 아무 일도 안하고 맛있는 음식만을 먹는다 해도 다 못 먹고 세상을 마감할 만큼…. 게다가 그런 음식을 못 먹는다 해도 그렇게 고통스럽지는 않다. 그런데 왜 당신은 담배만은 언제나 곁에 있어야 한다고 생각하는가? 왜 담배가 없으면 패닉 상태에 빠져버리는가? 정말 담배가 너무 맛있어서?

바로 이런 잘못된 생각들을 버려야 한다.

어떻게 이토록 쉽게 금연할 수 있는가?

이 책을 다 읽을 때까지 담배를 끊지 말라

지금까지의 금연법은 시작할 때는 에베레스트에라도 올라가는 기분이지만 2~3주 정도가 지난 후에는 저도 모르게 무작정 담배 생각이 나고 피우고 있는 사람이 마냥 부러워지는, 그런 대책 없는 방법들이었다.

그러나 이 책은 당신이 나쁜 병을 극복했을 때처럼 '의기양양하게 지금 바로 금연하고 싶은 기분이 들도록' 하는 것을 목적으로 하고 있다. 이 책의 금연법으로 담배를 끊은 다음에는 담배가 생각날 때마다 '그 때는 왜 그 따위 것을 피웠을까?' 라고 생각하게 되리라. 그리고 담배를 피우고 있는 사람이 부럽기는커녕 측은하게 보이게 될 것이다.

하지만, 현재 담배를 피우는 사람은 이 책을 다 읽을 때까지 담배를 끊지 말기 바란다. 이런 지시는 모순이 아닌가 하고 생각할지 모르지만 일단 그냥 받아들이기 바란다.

나는 이제부터 담배에는 아무런 이점이 없다는 사실을 증명하고자 한다. 피우고 있는 당신 자신도 손가락 사이의 담배를 바라보면서 '왜 이런 것을 피울까?' 하고 생각한 적이 있을 것이다(이것은 담배의 수많은 불가사의 중의 하나이다). 그런데도 멀쩡한 새 담배를 그냥 내버리면 아깝다고 생각한다. 또 흡연자인 당신은 담배 없이는 살 수 없다고 믿고 있으므로, 그렇게 믿고 있는 한 담배의 힘을 빌리지 않고는 절대 편안한 상태에 도달할 수도 어떤 일에 집중을 할 수도 없다.

그러므로 이제까지 피워 온 담배를 지금 바로 끊으려고 조급해 하지 말고, 우선 이 책을 다 읽어 마음의 자세부터 충분히 갖추기를 바란다. 책을 읽어감에 따라 담배에 대한 당신의 욕망은 조금씩 사라질 것이다. 단, 어떤 때는 지시를 따르고, 어떤 때는 자기 마음대로 행동하는 등, 엉거주춤하게 행동해서는 안 된다. 그렇게 결단성 없는 행동은 반드시 실패를 초래한다. 따라서 당신은 이 책의 지시에 따라야만 한다.

내가 금연에 성공했을 때, 친구나 친척 중의 몇 사람도 나와 함께 깨끗이 금연에 성공했다. 그들은 단지 내가 담배를 끊었다는 이유 하나만으로 금연을 시도했다. '저 헤비스모커였던 알렌이 할 수 있다면 나도 물론 할 수 있다'는 생각을 했던 것이다.

그 때 나와 함께 금연을 시작하지 않은 사람에게는 그 후 2~3년 동안 조금씩 어드바이스를 하여 결국 금연의 쾌감을 체험하도록 도왔다. 그리고 그 후 이 책이 출판되기에 이르렀을 때까지도 여전히 담배를 뻑뻑 피워대는 강적(强敵)들에게는 이 책을 한 권씩 선물했다. '아무리 보잘 것 없다고 할지라도 친구가 쓴 책이니 만큼 한번은 읽어 줄 테지…'

하지만 그렇게 믿었던 나는 그들이 수개월이 지난 후에도 여전히 읽으려는 시도조차 하지 않은 것을 알고 놀라는 한편, 마음에 큰 상처를 받았다.

그 때까지만 해도 나는 '이미 담배의 노예가 된 흡연자의 공포심'을 알아차리지 못하고 있었던 것이다. 담배는 우정보다 강했던 것이다. 돌이켜 보면 부부 사이에서도 역시 그러했다.

"얘야, 담배를 끊지 않으면 이혼하겠다고 알렌에게 말해 보는 것이 어떻겠니?"

나의 어머니가 아내에게 이런 제안을 했을 때 아내는 놀라고 어이없는 표정으로 이렇게 대답했다고 한다. "어머님, 알렌이 그런 말에 충격이라도 받을 것 같아 그러세요? 그런 말을 하면 알렌이 먼저 '그래야 한다면 그렇게 할 수밖에' 하고 이혼하자고 그럴 걸요!"

흡연자는 이만큼 담배를 잃어버리는 것을 두려워하고 있는 것이다. 일부 흡연자들이 이 책을 끝까지 읽지 못하는 이유는 '이 책을 다 읽고 난 다음에는 담배를 끊지 않으면 안 되게 될 것이다' 라는 생각 때문이다. 담배를 끊어야만 한다는 최악의 날을 조금이라도 뒤로 미루기 위해 하루에 한 줄밖에 읽지 않는 사람도 있을 정도니까.

당신이 만약 이런 부류에 속한다면 이렇게 생각해 보기 바란다. 지금 이 책을 읽으면 당장 당신에게 손해가 생기는가, 아니면 무엇인가를 잃게 되는가? 책을 다 읽고 난 후에 금연을 할 수 없다손 치더라도 지금과 달라지는 것이 있는가?

만약 이 책을 다 읽고 금연을 할 수 없다 하더라도 당신이 잃어버리거나 손해를 볼 것은 없다(책값이 조금 들었나?). 한 마디로 밑져야 본전이라는 것이다. 하지만 금연에 성공했던 대다수의 사람들처럼 당신도 이 책을 읽는 것만으로 금연에 성공할 수 있다면, 얻을 수 있는 것은 무궁무진하다.

만약, 하루에 몇 개비씩 꼭꼭 피우는 지속적인 흡연자가 아니라 수일 간 별 생각 없이 피우고 있지 않거나 자신이 흡연자인지 비흡연자인지 아직 분명하지 않은 사람은 이 책을 읽는 과정에서 일부러 담배를 피울 필요는 없다. 며칠에 한 개비씩 피운다 할지라도 이미 흡연자인 것은 확실하지만 아직은 '중독증세'를 느끼지 못하는 것뿐이다. 다시 말해, 흡연자로서의 의식이 확립되어 있지 않았을 뿐이라는 뜻이다. 그러나 이 책을 다 읽고 나면 확실하게 자기가 흡연자임을 알게 될 것이고, 그리고 확실하게 비흡연자가 될 것이다.

흡연의 해독만을 강조한다면 결코 끊지 못한다

이 책의 금연법은 보통의 금연법과는 근본적으로 다르다. 지금까지의 금연법은 우선 담배의 결점과 해독을 길게 늘어놓은 다음 '만일 담배 없이 일정기간만 지낼 수 있다면 피우고 싶은 욕망은 사라진다. 그렇게 되면 담배에 얽매이지 않고 인생을 즐길 수 있다'라고 주장한다.

이것은 틀림없이 논리적인 방법이고 매일 이 방법으로 많은 사람들이 금연을 하고 있는 것도 사실이다. 그러나 이와 같은 방법으로 금연에 성공한다는 것은 정말 무척 어려운 일이다.

왜냐하면,

첫째, 지금 피우고 있는 담배를 끄는 순간 당신은 일단 담배를 끊은 셈이 된다. 이렇게 생각하면 금연은 그다지 어려운 것이 아니다. 많은 담배의 해독과 결점을 생각하여 금연 첫째 날에는 '이제 결코 피우지 않을 테야'라고 다짐한다. 남겨진 인생을 떠올리면 담배는 상상 이상으로 겁나기 때문이다.

그러나 문제는 금연 바로 그 다음날인 이틀 째이고 십일 째이며 백일 째이다. 의지가 약하게 된 순간, 술마시는 김에, 마음이 산란해서, 화가 나서 흥분을 가라앉히기 위해 등등 이유를 대며 '잠깐 한 모금'을 피우게 되는 것이다. 흡연은 일종의 마약 중독이다. 일단 한 개비 입에 대기 시작하면 그 다음에 반드시 또 한 모금이 그리워진다. 이렇게 해서 다시 흡연자로 되돌아오게 되는 것이다.

둘째, 건강을 생각하면 담배는 절대 피우지 말아야 할 것이다. 그러나 사람들은 긴장했을 때 담배를 피우고 싶어진다. 그래서 다음과 같은 웃지 못할 상황이 벌어진다. '아, 어떻게 하지…. 담배 때문에 몸이 너무 나빠지는 것 같아. 아, 담배를 끊어야 할 텐데…. 아, 너무 걱정을 하니까 긴장이 되는군!' 이러는 사이에 손가락 사이에는 어느새 한 개비의 담배가 들려져 있다.

흡연자에게 '당신, 그렇게 계속 담배를 피우면 머지않아 죽게 돼'라고 말하면 그 흡연자는 바로 그 순간 담배에 불을 붙일 것이다.

마스덴 병원(역자 주 : 영국의 유명한 암 전문 치료센터)의 앞길에는 다른 어떤 병원보다도 많은 담배꽁초가 떨어져 있다는 것을 당신은 알고 있는가? 이것은 엄연한 사실이다!

셋째, '담배를 끊으면 왜 좋은가?' 를 생각하면 오히려 금연이 어렵다. 왜냐하면,

① 담배는 어떤 사람에게는 이미 오랜 옛 친구, 또 어떤 사람에게는 마음의 의지가 되는 존재이다. 삶의 기쁨이기도 하고 즐거운 취미이기도 하다. 담배가 당신에게 어떤 존재이든 간에 '담배는 결점이 많은 물건이다' 라는 생각을 무리하게 스스로에게 강요하여 금연하려 한다면 마음 속에 심한 거부감이 일어나게 된다. 왜냐하면 자신과 친했던 어떤 존재를 부정한다는 사실에 대한 희생심이 생기기 때문이다.

② 끊어야 할 이유만을 생각하면 문제의 본질을 놓치게 된다. 끊어야 하는 이유를 찾기보다는 '왜 피우고 싶어지는가? 꼭 피울 필요가 있는가?' 를 생각하는 쪽이 훨씬 더 중요하다.

이 책의 간단한 방법은 이러하다. 우선 담배를 끊고 싶은 이유, 끊어야만 하는 이유는 모두 잊어버리기 바란다. 담배라는 존재 자체가 세상에 만들어져 이미 존재하는 이상, 담배는 좋고 나쁨의 이분법적인 잣대로 판단할 수 있는 대상이 아니다. 단지

담배를 피우는, '흡연'이라는 행동─결과적으로 사람의 건강과 일상생활에 커다란 피해를 일으키는─이 문제인 것이다.

자, 그러면 흡연 문제를 직시하고 다음의 질문들을 스스로에게 던져보자.

- 나는 담배를 무엇 때문에 피우는가?
- 나는 정말로 흡연을 즐기고 있는가?
- 많은 돈을 들여 이따위 것을 입에 물어야 할 필요가 있는가? 잦은 기침으로 목을 아프게 할 만큼!

담배는 아무 쓸모가 없다. 이것은 실로 명확한 사실이다. 담배는 이점보다 해로운 점이 많다고 말하고자 하는 것이 아니다. '흡연의 이점은 없다'는 사실은 지금 이 순간, 담배를 손에 들고 있는 당신도 잘 알고 있을 것이다. 굳이 찾아본다면 다른 사람과 교제하는 데 조금 도움이 된다고 하는 정도일까? 그러나 최근에는 흡연자들 사이에서조차 담배는 비사교적인, 오히려 '사교에 방해가 되는 물품'으로 간주되기에 이르렀다.

대부분의 흡연자들이 담배에 필요성과 가치를 부여하려 한다. 심지어 자신의 흡연에 대해 정당성과 합리적인 이유를 붙이려고 애쓴다. 그러나 그런 것들은 모두 허구이고 환상이다.

당신이 이 책을 읽게 되면 우선 이런 허구나 환상을 깨뜨리게 될 것이며, 금연으로 인해 잃어버리는 것은 티끌만큼도 없다는 사실을 깨닫게 될 것이다. 그뿐만 아니라 담배에는 많은 이점이 있다는 터무니없는 환상도…. 담배를 끊어버림으로써 얻는 건강이나 금전 같은 사항들은 좋은 점의 극히 일부에 지나지 않는다.

  우선 '담배를 끊으면 인생은 재미없어진다'는 생각이 잘못되었음을 깨닫게 되고, 담배를 피우지 않는 인생이 더 즐겁다는 것을 알아차리게 될 것이다. 그것은 당신의 희망을 성취하는 데 커다란 뒷받침이 될 것이다. 희망…. 즉, 당신의 남은 인생을 담배의 노예가 되는 일 없이 마음껏 즐기는 것 말이다!

왜 담배를 피우는지
그 이유를 대답할 수 있는가?

'끊는다' 수백 번 다짐하면 무엇하랴

앞에서 이미 설명한 것처럼 나는 나 자신의 경험을 살려서 흡연 문제에 부딪치기로 했다. 그동안 수 차례에 걸친 금연 시도에서는 정말이지 몇 주 간이나 어둡고 우울한 시간들을 견뎌 내야 했다. 때때로 기분이 좋은 일이 생기기도 했지만 다음 날에는 어김없이 다시 우울한 기분으로 되돌아왔다. 마치 밑바닥이 없는 한없이 깊은 함정에 빠진 것처럼, 헤매어 겨우 출구를 찾아 태양을 보게 되었나 싶으면 다시 깊은 나락으로 떨어졌다.

그래서 결국 다시 담배에 불을 붙이고는 '이렇게 맛없는 것을 왜 피우지 않으면 안 될까?'라고 스스로에게 자문해 보았다.

나는 나의 테라피에 온 금연 희망자에게 우선 이렇게 질문한다.

"담배를 끊고 싶습니까?"

바보 같은 질문이라고 하면 바보 같은 질문일 수도 있다. 흡연자라면 누구나 담배를 끊고 싶다고 생각하기 때문이다. 늘상 줄담배를 피우는 사람에게 물어 보라.

"당신은 이미 담배에 중독됐지만 만일 흡연을 시작하기 전으로 되돌아갈 수 있다면 그래도 다시 담배를 피우겠습니까?"

아무리 담배를 즐겨 피우는 사람이라도 대답은 "천만에!" 일 것이다.

확실한 흡연자—즉, '담배가 건강을 해치고 있다' 라고 절대 생각하지 않는 사람, 사회적 오명에 신경 쓰지 않는 사람, 담배를 살 수 있는 충분한 재력을 갖춘 사람(최근 이런 사람들은 현격하게 줄어들고 있지만)—에게 질문해 보기 바란다.

"당신의 자녀에게도 흡연을 권합니까?"

대답은 역시 "천만에!" 일 것이다.

흡연자는 모두 어떤 악령과 같은 것이 자신의 몸에 덧씌워졌다고 느끼고 있다. 담배를 피우기 시작한 지 얼마 안 되었을 때는 '담배를 끊어야지. 그런데 오늘은 아니고 내일부터 끊자' 라고 생각하지만, 결국에는 '나는 자제심이 없어', '난 선천적으로 흡연이 필요할 지도 몰라', '내 몸은 담배에 강한 체질이야', '인생을 즐기는 데 담배가 빠져서는 안 되지' 등의 갖가지 이유를 생각해 흡연을 정당화하게 된다.

 흡연이란 정말 불가사의한 행위이다. 단지 다른 사람이 담배를 피운다는 이유만으로 아무 거리낌없이 피우기 시작했는데, 지금은 '이따위는 시간과 금전의 낭비일 뿐이다. 애당초 흡연을 시작하지 않았더라면 좋았을 것을…' 하면서 뼈저리게 후회하는 것이다.

 흡연자가 흡연을 즐기고 있지 못하다니! 정말 이상하지 않은가? 그런데도 젊었을 때에는 누구나 '흡연은 어른이 된 증거'라고 믿고 필사적으로 익숙해지려 노력한다. 그리고 시간이 흘러 나이를 먹은 다음 자신의 자녀에게는 '담배를 절대 피우지 마라'고 타이르면서 자신도 필사적으로 끊으려고 노력하는 것이다.

 이렇게 흡연자는 일생을 통해 담배에 거금을 탕진한다. 영국 흡연자의 경우 평균 3만 파운드(역자 주 : 약 5,500만원)를 평생 동안 담배값으로 털어 넣는다. 당신에게 지금 그만큼의 돈이 있다면 당신은 그 돈으로 무엇을 할 수 있을까?

 흡연자는 그 어마어마한 돈을 들여 일부러 자신의 폐를 유해한 발암성 화학물질로 가득 채우고 혈관을 독성으로 물들여 고통을 불러들이고 있다. 그리고 몸 속으로 들어간 그 화학물질은 매일 온 몸의 세포와 장기로부터 산소를 갈취하므로 몸은 점점 약해져 간다. 불결함, 입 냄새, 담뱃진에 절어 갈색으로 물든 치아, 담배 냄새가 구석구석 밴 옷, 담뱃재와 내뱉은 가래, 그리고 침으로 더러워진 재떨이, 버려진 꽁초에서 풍겨 나오는 역겨운 냄새…. 마치 노예생활에 평생 얽매인 몸이 된 것 같은 꼴이다.

흡연자의 인생의 반은 상실감으로 가득 차 있다. 그들은 성당이나 교회와 같은 종교 시설, 병원, 학교, 지하철, 극장 등 흡연이 허용되지 않는 장소에 머무르는 경우가 많아 그 때마다 담배에 대한 욕구를 충족시키지 못해 마음의 고통을 느끼고 있다. 게다가 담배를 줄이거나 금연하기 위해 갖은 애를 쓰고 있으므로 마음의 평화를 얻을 수가 없다.

나머지 인생의 절반은 다행히도 흡연을 허용하는 장소에서 보낸다고 할 수 있기는 하지만, 이 때도 역시 '담배를 피우지 않고 지낼 수 있다면 얼마나 좋을까?' 하고 마음 속으로 갈등하고 있으므로 결국 마음의 안식은 그 어느 곳에서도 찾을 수 없다.

담배를 피우고 있을 때는 피우지 않고 지낼 수 있기를 바라고, 피우지 않고 있을 때는 본인도 모르게 피우고 싶어진다!

도대체 이래도 '담배는 기호품이다'라고 불릴 수 있는 것일까?

흡연자는 사회로부터 세상에서 가장 끔찍한 병균인 것처럼 취급당하고 있다. 아무리 현명하고 이성적인 사람일지라도 담배를 피운다는 이유 하나만으로 주위로부터 경멸을 당하는 것이다.

여러 사람 속에서 자기 혼자만이 담배를 피우고 있음을 알아차렸을 때, 담배 광고에 곁들여진 경고문을 읽을 때, 암 예방이나 공중위생 캠페인에서 우연히 담배의 해로움을 강조하는 내용을 봤을 때, 어느 날 문득 가슴에 통증이 느껴졌을 때, 폐가 고통스럽게 됐을 때…. 이럴 때 흡연자는 자기 혐오에 빠지게 된다.

기쁨, 즐거움, 여유, 마음의 의지, 진정, 안식, 집중…. 담배가 가져다 준다는 이 모든 것이 사실은 전부 환상임을 당신은 깨달아야 한다. 벗었을 때의 쾌감을 맛보기 위해 일부러 발에 꽉 끼는 신발을 신고 다니는 사람이 아니라면.

몇 번이고 말하지만 금연이 왜 어려운가를 설명하기보다, 사람들은 왜 담배를 피우는가를 설명하는 편이 오히려 더 어렵다.

틀림없이 당신은 이렇게 중얼거릴 것이다. "사실 말하는 그대로야. 그렇지만 흡연이 습관으로 되어버리면 좀처럼 끊을 수 없어"라고. 습관이 되었다 하더라도 습관을 바꾸는 것이 전혀 불가능한 건 아니지 않은가? 그런데 왜 담배는 끊을 수 없을까? 왜 담배를 피우지 않으면 안 되는 것일까?

(근거가 애매한) 담배를 끊을 수 없는 이유

'금연이 어려운 이유는 니코틴의 금단현상 때문이다' 라고 사람들은 대부분 말하지만, 사실 금단현상이란 아주 보잘 것 없는 것이어서 모든 사람이 이를 거의 깨닫지 못하고 일생을 보낼 정도이다.

'담배는 맛있기 때문이다' 라고 말하는 사람도 있다. 그러나 담배는 불결하고 달갑지 않은 물건일 뿐이다. 진심으로 한번 물어볼까? 당신은 정말 담배가 맛있어서 피우는가? 흡연자로서 담배가 맛있다고 생각하는 사람이 있다면 다음과 같이 자문해 보기 바란다. 만일 당신이 항상 애용하는 브랜드의 담배를 손에 넣을 수 없고 평소 맛없다고 생각했거나 맛을 모르는 브랜드의 담배밖에 구할 수 없다고 한다면, 당신은 담배를 피우지 않고 견딜 수 있는가? 대답은 물론 '아니오' 일 것이다.

흡연자라는 존재는 담배를 손에 넣지 못하게 되면 브랜드에 관계없이 남이 피우다 버린 꽁초라도 뒤져서(그것도 없으면 낡은 신문 조각을 말아서라도) 피우고 싶어한다. 맛있다, 없다에 전혀 상관없이…. 그러니까 담배는 맛과는 전혀 관계가 없는 것이다.

'맛'은 표면적인 이야기일 뿐이다. 본질로 들어가면 흡연과 담배의 맛과는 아무런 관계가 없음을 알 수 있다.

흡연 행동에 대해 까다로운 심리학적 근거를 주장하는 사람도 있다. '프로이드 신드롬.' 즉, 어머니의 젖꼭지를 빨던 버릇을 잊을 수 없기 때문이라는 것이다.

그러나 미안하지만 그것은 아니다. 보통 우리는 성숙한 어른임을 만천하에 증명하고 싶어 담배를 피우기 시작했다. 만일 다른 사람 앞에서 젖꼭지를 빨지 않으면 안 된다고 한다면 이 얼마나 부끄러운 일인가?

이와는 반대로 '담배 연기를 들이마신다든지 코로 연기를 내뿜는 행동은 남자다운 이미지를 내포하고 있기 때문이다'라고 주장하는 사람도 있다. 그러나 이것도 근거가 모자란다. 만일 귀에서 연기를 내뿜는 사람이 있다면 그는 아주 바보처럼 보일 것이 자명하다. 하물며 발암성의 유독한 화학물질을 폐로 들이마신다고 한다면 그런 바보 같은 일이 세상에 또 어디 있을 것인가?

이런 핑계도 있다. '손이 허전해서.' 그렇다면 손에 다른 무엇인가를 쥐고 있으면 되지, 왜 불까지 붙이고 또 입으로 가져가야 하는 수고를 해야만 하는 담배를 꼭 쥐고 있는가?

'입이 심심해서.' 마찬가지로 입에 무엇을 물었거나 넣었다고 하자. 왜 거기에 더해 불까지 붙여야 하는가?

'연기가 폐로 스며드는 감촉이 좋기 때문에.' 어쩌면 질식에 이를지도 모르는 길이 '좋은 감촉'이라니?

'따분함을 잊기 위해.' 이것도 새빨간 거짓말이다. 따분함이란 단지 기분이 어떤 상태인가 하는 문제이기 때문이다.

'몸에 나쁘다, 돈이 든다'는 것을 잘 알면서도 내가 33년 간이나 담배를 피워댄 이유는 담배를 피우면 기분이 이완되고 자신감과 용기가 솟아오르기 때문(이라고 당시에는 생각했었다)이었다. 그렇다면 담배를 피우는 대신 왜 의사에게 가서 기분이 이완되고 자신감과 용기를 주는 약을 달라고 하지 않았을까? 그것은 의사가 담배의 대용품을 권하는 것말고는 내릴 수 있는 처방이 없다는 것을 잘 알고 있었기 때문이다. "긴장 완화 어쩌구~"하는 것은 흡연의 이유가 아니라 단지 핑계에 지나지 않았던 것이다.

'친구가 피우니까 나도 피운다'라고? 당신은 정말 그 정도로 바보인가? 그렇다고 한다면 기껏 친구가 두통에서 벗어나기 위해 목을 자르지 않도록 해달라고 기도하는 수준인가? 친구가 하는 일이라면 무엇이나 다 따라할 것인가?

흡연자에게 담배를 피우는 이유를 말하라고 하면 대부분이

'습관 때문에…' 라는 결론에 도달한다. 사실 이것으로도 충분한 설명이 되지는 않지만, 진부한 여러 가지 핑계를 늘어놓고 소거법을 써서 하나씩 지워나가면 결국 이것밖에 남지 않을 것이다.

그러나 유감스럽게도 흡연을 '습관' 으로 보는 것은 매우 비논리적인 발상이다. 우리는 매일 습관을 바꾸고 있지 않은가? 때로는 아주 즐거운 습관조차 아주 쉽게 바꾸어버리기도 한다.

예를 들어 나의 식생활은 흡연 중이던 과거부터 금연을 한 지금까지 똑같다. 아침과 점심은 거르고 저녁 식사만 하루에 한 끼를 먹는다. 그러나 휴가 중일 때만큼은 아침 식사를 매우 맛있게 먹는다. 그리고 휴가가 끝나면 아무 고통도 없이 원래의 습관으로 돌아간다.

대단히 맛없고 자칫하면 죽음의 원인이 되며, 돈이 들고 불결하여 속을 메슥거리게 만드는, 당장이라도 끊고 싶은 습관이라면 그 자리에서 바로 끊어버리는 것으로 모든 것이 해결될 수 있는데 끊을 수 없다니 도대체 어찌 된 일인가? 왜 어려운 것인가?

아니다, 전혀 어렵지 않다. 어쩌면 바보처럼 느껴질 정도로 아주 간단하다. '당신은 왜 담배를 피우는가?' 이 물음에 대한 진짜 이유를 알면 금방 끊을 수 있다. 아무리 길어도 3주 정도면 담배를 완전히 끊을 수 있다.

그리고 '나는 왜 그렇게 오랫동안 담배를 피웠을까?' 라는 불가사의한 의문만이 남을 것이다.

자, 계속 읽어볼까?

당신은 올가미에 걸려 있다

교묘하게 설치된 미끼 없는 올가미

담배의 정체는 교활하고 사악한 올가미이다. 이처럼 정교한 올가미는 인류의 능력으로는 절대 간파할 수 없다. 그러면 과연 누가 젊은이들을 이 올가미로 끌어들이는가? 그것은 바로 이미 올가미에 걸려버린 어른들이다. 그런데 아이러니컬하게도 어른들은 '흡연은 불결하고 안 좋은 습관이다. 많은 돈을 말아먹고 나아가 인간을 파괴한다'고 충고까지 한다.

올가미라도 미끼가 전혀 필요 없는 올가미, 당근을 매달아 놓을 필요가 전혀 없는 올가미가 바로 담배가 아닐까? 이 올가미의 속임수는 '맛있다'는 데 있지 않고 '맛없다'는 데 있기 때문이다.

인간은 현명한 동물이다. 만일 담배 맛이 달콤하다면 한 대 피운 것만으로도 마음의 경보 벨이 울려 '아! 이렇게 달콤해서 그 많은 어른들이 자기 몸이 파괴될 때까지 많은 돈을 들여 담배를 피우는구나' 라고 생각하게 될 것이다.

그러나 실제로 첫 담배는 지독하게 맛이 없기 때문에 "이래서는 담배에 중독될 리가 없지. 이렇게 맛없는 건 언제라도 끊을 수 있어"라고 누구나 방심하게 되는 것이다.

담배라는 마약은 흡연자의 본래의 목적을 그렇게 간단하게 이루게 해주지는 않는다. 남자아이는 강한 남자로 보여지고 싶다거나, 영화배우 험프리 보가드나 크린트 이스트우드처럼 되고 싶다 라는 목적 하에 담배에 손을 댄다. 그러나 처음 한 모금 피워 보면 자신은 남자의 강인함 따위와는 인연이 멀다는 사실을 알게 된다. 담배 연기를 한번 들이마시는 것만으로도 한 바탕 큰 고생을 하고, 한 개비를 다 피우고 나면 현기증이 나 눈앞이 어질어질하고 구역질이 나온다.

반면 여자아이는 광고에 등장하는 모던하고 세련된 여성을 동경하여 담배에 손을 댄다.

그렇게 해서라도 하여튼 남자아이의 터프가이 흉내가, 여자아이의 세련된 모습이 제대로 틀에 잡힐 무렵, 그들은 '이따위 물건은 애당초 손대지 말았어야 했는데…' 라고 생각한다. 그리고 남은 인생 내내 흡연이라는 행동에 대해 스스로에게 변명하며 때로는 금연을 시도하기도 하면서 자녀들에게는 "애야, 너만큼은 절대 담배를 피워서는 안 된다"라고 부드럽게 타이르게 되는 것이다.

이 올가미의 교활한 측면은 스트레스가 가득 차 올랐을 때에만 '금연해 볼까?' 라는 생각이 들게 한다는 점이다. 예를 들어 걱정스러울 정도로 건강이 악화되었을 때라든가, 경제 사정이 나빠졌을 때라든가 또는 자신이 마치 병균(못난이)처럼 느껴졌을 때이든가 할 때 말이다.

그리하여 드디어 담배를 끊어도, 니코틴의 겁나는 금단현상 때문에 더욱 더 스트레스가 쌓인다. 2~3일은 고문과 같은 고통을 맛보게 된다. 그리고 결국은 '담배를 끊은 시기가 좋지 않았어. 스트레스가 없어질 때까지 기다리자' 라는 판단을 내리고 담배를 다시 입에 댄다. 그렇지만 한번 생각해 보자. 스트레스가 사라지면 금연할 이유도 당연히 없어지는 것이다.

스트레스가 사라지는 시기 따위는 물론 오지 않는다. 현대사회에서 스트레스가 늘어나는 일은 있어도 줄어드는 일은 없다. 우리들은 부모님의 비호로부터 벗어나자마자 '집을 얻어야 하고, 차입금을 갚고, 자녀를 낳고 출세를 생각한다…' 고 하는 정해진 과정을 밟게 되는 것이다.

사실 담배를 피운다고 해서 스트레스가 해소되지는 않는다.

현대사회가 그렇게 믿도록 조장하고 있을 뿐, 니코틴은 더욱 겁쟁이가 되어 초조해 하는 인간을 만들어 낼뿐이다.

한번 들어서면 빠져나올 수 없는 거대한 미로

흡연은 거대한 미로 속에서 헤매는 것과 같다. 단 한 걸음이라도 그곳에 들어서면, 아무리 올바른 정신을 지녔다 하더라도 흐릿한 안개가 낀 것처럼 정신이 몽롱하게 되어 죽을 때까지 길을 찾아 헤매야 한다. 다행히 그 미로에서 무사히 벗어날 수 있었던 사람도 있지만, 그런 사람도 방심해서는 안 된다. 시간이 흘러 자칫하면 다시 빠져들어 헤매게 되어 버리기 때문이다.

나는 이 미로에 자진해서 들어가 스스로 벗어나는 데 33년이란 세월이 걸렸다. 몇 번 간신히 벗어났을 때에도 어떻게 하여 그곳을 벗어날 수 있었는지 전혀 알 수가 없었다. 보통 사람이라면 담배를 어떻게 끊었든, 끊었다는 사실 자체만 기뻐하며 건강하게 경제적으로 만족한 생활을 구가했을 것이다.

그러나 나는 스스로 아무런 노력을 하지 않았는데도 무엇인가 어떤 불가사의한 힘에 의해 담배를 끊게 되었다는 사실에 대해 도저히 납득이 가지 않았다. 금연은 아주 어렵다고 여겼었는데 쉽게 끊게 되었던 것이다! 게다가 이렇게 간단하고 멋지게. 나는 그 이유를 어떻게 해서든 알고 싶었다.

담배를 끊고 나자 이 답에 대한 나의 궁금증은 취미가 되었고, 결국 회계사라는 훌륭한 직업을 버리고 평생을 걸게 된 지금의 나의 직업이 되어버렸다. 담배의 수수께끼는 복잡하면서도 매력적인 퍼즐이다. 루빅 큐브(Rubik's Cube)와 같이 풀 수 있는 방법은 반드시 있지만 좀처럼 풀기 어려운 퍼즐. 그러나 퍼즐이라는 것은 당신도 알다시피 일단 방법만 알면 아주 간단히 풀 수 있다.

내가 이 책에서 바로 그 퍼즐을 풀 수 있는 방법을 알려 주겠다. 당신을 흡연의 미로에서 끌어내고 두 번 다시 들어가 헤매지 않도록. 그러기 위해서는 나의 모든 지시에 따라주기 바란다. 단 한 번이라도 나의 지시를 제대로 따르지 않으면 그 다음의 지시를 아무리 잘 따르더라도 전부 무효가 되어 버리므로 주의하면서.

다시 한번 더 강조하지만 금연은 누구나 쉽게 할 수 있다. 단 그러기 위해서는 우선 당신이 품고 있는 담배에 대한 환상을 버리고, 있는 그대로의 사실을 직시할 필요가 있다.

담배의 해독에 관한 책이나 정보는 세상에 많이 공개되어 있기 때문에 당신도 담배의 위험성에 관해 잘 알고 있을 것이다. 그러나 겁나는 사실을 알게 되었다 해서 담배를 끊을 수 있다면 당신은 이미 벌써 오래 전에 끊었을 것이다.

'금연이 왜 이렇게 어려운가?'

이 질문의 답을 찾기 위해 먼저 '당신은 왜 담배를 피우는가?,' 그 이유를 생각해 보자.

담배를 왜 피우는가?

누구나 사소한 이유 때문에 담배를 피우기 시작한다. 대부분이 친구의 강요와 비슷한 권유나 꼬임, 그것도 아니면 교제상 마지못해.

그렇다면 담배 중독이 되어버린 것을 알게 된 다음에도 계속 피우는 것은 도대체 어찌 된 일일까?

담배를 피우는 사람 중에 왜 자기가 담배를 피우고 있는지 이유를 아는 사람은 없다. 그 진짜 이유를 알고 있다면 흡연과 같은 행동 따위는 하지 않을 것이다.

"왜 담배를 피웁니까?"

테라피를 시작하자마자 나는 우선 금연 희망자들에게 이런 질문을 한다. 대답은 하나밖에 없겠지만, 그들은 실로 여러 대답을 준비하고 있다. 테라피 중에 내 마음이 가장 이상해지고 연민조차 느껴지는 때는 바로 그런 대답을 들을 때이다.

흡연자는 누구나 스스로를 바보라고 생각하고 있다. 담배 같은 걸 피울 필요는 손톱만큼도 없다는 것을 중독되기 전부터 이미 알고 있었던 것이다. 처음으로 피운 담배는 아주 좋지 않은 맛이었으므로 거기에 익숙해지는 데 대단한 노력이 필요했었다는 것도 물론 기억하고 있다.

그런 그들을 가장 안절부절못하게 만드는 것은 비흡연자들이 여유 있게 웃으며 '담배를 안 피워도 우리는 손해 보는 게 아무것도 없다'라고 자신들을 비웃고 있는 것처럼 느껴질 때이다.

흡연자도 본래는 현명하고 이지적인 사람들이므로 담배가 건강에 커다란 해를 끼치고 돈을 갉아먹는다는 사실은 너무나 잘 알고 있다. 그렇기 때문에 흡연에 아주 그럴싸한 다른 이유를 붙이는 것이다.

그러나 흡연자가 담배를 계속 피우는 진짜 이유는 다음의 두 가지이다.

첫째, 니코틴 중독

둘째, 세뇌당한 결과

이에 관해서는 다음 장에서 자세히 설명하기로 한다.

담배는 습관이 아니라 마약 중독이다

금단현상의 악순환을 끊어라

　니코틴은 담배에 함유된 무색의 유성(油性)물질로 사람들에게 의존성을 갖게 하는 역할을 한다. 사람이 담배에 의존하게 되기까지의 속도는 그 어떤 마약보다도 빨라서 담배를 한 개비만 피워도 바로 중독에 빠지게 된다.

　담배를 한 개비 피울 때마다 니코틴이 폐에서 뇌로 운반되는 속도는 헤로인을 혈관에 주입하는 것보다 더 빠르다. 한 개비의 담배로 20모금을 피우면 단 한 개비로 20회분의 마약을 먹는 것과 같은 결과가 된다. 니코틴 성분이 혈액에 흡수되는 반응 속도는 매우 빨라서, 흡연 30분 후 혈액 내의 니코틴량은 절반(50%)이 되고, 한시간 후에는 4분의 1(25%)로 떨어진다. 따라서 대부분의 흡연자는 일정한 농도의 니코틴을 체내에 유지하기 위해 하루 20개비 정도를 피우는 것이다.

담배를 한 대 피우고 나면 체내의 니코틴은 재빠르게 감소하여 금단현상(이탈증상)을 일으킨다. 여기서 우선 거의 모든 흡연자가 안고 있는 금단현상에 관한 오해를 풀도록 하자. 담배를 끊으면 금단현상이라는 엄청난 육체적 고통을 맛보지 않으면 안 된다고 생각하는 사람들이 많은 것 같다. 그러나 금단현상은 사실 육체적인 것이 아니라 정신적인 것이다. 이것은 즐거움이나 의지할 무언가를 잃어버렸다고 느끼는 데에서 기인한다(이점에 대해서는 다음에 상세하게 설명하기로 한다).

니코틴에서 비롯되는 육체적인 면의 금단현상은 아주 가벼우므로 자신이 니코틴에 중독되어 있다는 것을 알아차리지 못한 채 일생을 보내는 사람도 많이 있을 정도이다. 그러나 '니코틴 중독'은 틀림없는 '마약 중독'이다.

니코틴은 다행히 끊기 쉬운 마약이지만 끊기 위해서는 먼저 자신이 중독상태임을 인정하지 않으면 안 된다.

니코틴의 금단현상은 육체적 고통을 수반하지 않는다. 단지 무엇인가를 잃어버린 것 같은, 침착하지 못하고 불안한 느낌을 갖게 할 뿐이다. 많은 흡연자가 담배를 '손'과 관련시키는 것도 바로 이 때문이다.

흡연자가 이처럼 정신적인 면에서 금단현상을 오랫동안 맛보게 되면, 긴장되고 불안한 감정상태에 빠지게 되고 자신감이 없어져 안절부절못하게 된다. 이 때는 공복감과 같은 상태를 보이기도 하지만, 사실 음식에 굶주린 것이 아니라 니코틴이라는 독물에 허기진 것이다. 바로 이 때 담배에 불을 붙이고 입에 가져가면 7초 후에는 니코틴이 몸 속에 완전히 공급되어 허기로 인한 불안감은 안도감과 자신감으로 변하게 된다.

흡연이란 정말 불가사의한 행위이다. 담배를 피우는 사람은 모두 '나는 바보다, 나쁜 녀석의 노예가 되었다'고 생각한다. 단지 담배를 피움으로써 얻어지는 평온이 자그마한 기쁨을 가져다 줄 것이라고 기대하여 담배를 피우지만, 생각해 보면 그와 같은 평온이나 자신감은 담배를 피우기 전부터 누구나 가지고 있었다.

혹시 이런 경험을 기억하고 있지 않은가? 아주 작아서 특별히 주목되지는 않지만 왠지 신경이 쓰이는 것(예를 들어 가까운 곳에서 하루종일 울어대고 있는 경보기)이 갑자기 사라졌을 때, 평온과 안식의 기분이 몸 가득히 차 오르는 것을…. 그러나 사실 이것은 진짜 안식이 아니다. 단지 계속 악화되고 있던 것이 일시적으로 진행을 멈춤으로써 오는 정지 효과 같은 것일 뿐이다.

깨끗하고 완벽한 몸에 니코틴을 주입하고 그 니코틴이 사라질 무렵에 금단현상이 나타난다(어디까지나 육체적이 아니라 정신적으로). 이것은 몸에 물방울이 살짝 떨어지는 것과 같이 감지가 되지 않을 정도로 약해 이성적으로는 이해가 되지 않는다. 아니, 이해할 필요도 없는 것이다.

담배를 피우고 싶어지면 불을 붙인다. 그러면 잠시 후 갈망감이 옅어지고(경보음이 들리지 않게 되고) 자신감이 살아난다(평온을 느끼게 된다). 니코틴 중독이 되기 전에는(경보음이 들리기 전에는) 언제나 늘 지니고 있던 바로 그 자신감(평온)이 말이다.

그러나 담배가 가져다 주는 만족감은 일시적이므로 갈망감을 치유하기 위해서는 더욱 더 많은 니코틴을 몸 속에 집어넣어야 한다. 한 개비 피울 때마다 갈망감이 머리를 쳐드는데, 이 악순환은 점점 계속된다. 일생 동안…, 자신이 스스로 끊어 버리지 않는 한은!

흡연자가 이것을 알아차리지 못하는 이유는 세 가지가 있다.

첫째, 육체적 고통을 느끼지 않기 때문에.

둘째, 담배는 효과가 역방향으로 나타나기 때문에.

이것은 그 어떤 종류의 마약에도 해당된다. 즉, 피우지 않으면 고통스럽게 된다 → 고통의 원인이 담배 탓이라고는 짐작도 못한다 → 담배에 불을 붙이면 안심한다. 따라서 담배가 기쁨이자 마음의 의지가 된다고 오해한다.

셋째, 태어났을 때부터 담배가 주변에 있었기 때문에.

담배를 피우기 시작하는 나이에는 생활 습관이 거의 확립되어 있다. 그러나 한 번 담배를 배우면 담배가 마음의 의지나 기쁨을 제공해주는 것처럼 느껴져 그것에 대해 아무런 의문을 갖지 않게 된다. 왜냐하면 어렸을 때부터 이미 담배의 세뇌를 받아 왔기 때문이다. 그 단계에서 그들은 이미 '즐거운 흡연자 무리'의 일원이 되는 것이다.

이제 담배에 품고 있는 당신의 환상을 제거시키기로 하자. 담배는 '습관'이 아니다. '마약 중독'과 같은 것이다. 아니, '~같은 것'이 아니라 단정적으로 니코틴이라는 마약 중독이다. 그러므로 당신은 이 중독과 싸울 수 있는 기술을 배우지 않으면 안 된다. 알아차리지 못하는 사이에 우리들은 담배를 정기적으로 '구입하는' 것이 아니라, '구입하지 않으면 안 되게' 되었던 것이다. 구입하지 않으면 패닉상태에 빠지게 되고 나이를 먹음에 따라 구입하는 양도 점점 늘어난다. 이것은 다른 마약과 마찬가지로 몸 속에 니코틴에 대한 면역이 생겨 니코틴을 흡수해야만 하는 양이 점점 늘어났기 때문이다. 금단현상은 당신이 담배에 불을 붙일 때마다 몸에 이완을 맛볼 수 있도록 담배 자체가 만들어 내는 환상일 뿐이다. 그런데 이 환상이 너무나 강력하기 때문에 이 상태에 조금이라도 익숙해지면 금단현상은 완전히 치유하기 어렵게 되는 것이다.

담배를 피우는 네 가지 이유

담배를 계속 피움에 따라 더 많은 고통이 몸 속에 남게 되는데, 이것은 아주 꽉 끼는 구두를 일부러 신으려고 시도하는 것보다 더 어처구니없는 짓이다. 또 한 대를 다 피우고 나면 니코틴이 금방 몸 속에 흡수되므로, 특히 스트레스가 많이 쌓이는 상황에서의 체인 스모킹은 어쩌면 아주 당연한 현상인 것이다.

다시 한번 말하지만 담배는 습관이 아니다. 당신이 담배를 계속 피우는 건 당신 몸에 달라붙어 있는 작은 악마의 탓이다. 그 악마에게는 때때로 먹이가 필요하다. 언제 먹이를 줄 것인가는 흡연자 자신이 결정하지만 대개 다음의 네 가지 중 하나이거나 또는 그것들이 서로 조합되었을 때이다.

첫째, 심심할 때

둘째, 집중이 필요할 때

셋째, 스트레스를 느낄 때

넷째, 몸에 편안함과 이완이 필요할 때

어떤 일정한 효과를 가지고 있다고 여겨지지만 피운 지 20분이 지난 후에는 완전히 역효과를 나타내는 마약같은 것이 담배 말고 세상 어디에 존재하겠는가? 게다가 인간의 삶 속에서 이 네 가지 중 어느 하나라도 들어맞지 않은 상태란 잠잘 때를 제외하고 또 있을까?

 사실 담배는 심심함이나 스트레스를 없애 주지도 않을 뿐더러 집중력을 높여주지도, 이완 상태로 만들어 주지도 못한다. 이것은 모두 환상일 뿐이다.

 니코틴은 마약일 뿐만 아니라 강력한 독극물이기도 하므로 살충제에도 사용되고 있다. 담배 한 개비에 함유되어 있는 니코틴을 직접 혈관에 주사하는 것만으로도, 간단하게 바로 죽음에 이를 수 있다. 또, 담배에는 일산화탄소를 비롯한 여러 가지 독극물이 풍부하게 함유되어 있다.

 그렇다면 지금 피우고 있는 보통 담배를 파이프 담배나 시거로 바꾸면 괜찮을까? 아니다, 이 책의 내용에 따르면 담배 잎(엽연초)을 사용한 것이라면 모두 적용된다.

 음식물과 독극물을 구별하지 못하면 모든 생물은 생명을 유지할 수가 없다. 아메바나 지렁이조차 먹이와 독극물을 가려서 먹는다. 그런데 유독 고등 생물인 인간만이 제대로 구별하지 않는 것 같다. 인간이 지나치게 똑똑하기 때문일까?

 인류는 몇 만년이나 되는 역사를 통해 식료품과 독극물을 구분하여 후자는 제거·배출하는 기술을 몸에 익혀왔다. 인간은 담배에 대한 의존증이 생기기 전까지는 담배 냄새와 맛을 싫어한다. 담배 연기를 동물이나 어린이의 얼굴을 향해 불어보라.

담배에 의존하고 있지 않은 그들은 고개를 돌리고 기침을 하면서 손을 내저을 것이다. 그들에게 담배를 피우게 해 보라. 곧 가래를 삼키거나 '퉤퉤' 하고 연기와 침을 뱉어낼 것이다.

당신도 처음 담배를 입에 댔을 때 연기를 들이마시자마자 '켁켁' 하고 기침을 했고, 그만 자기도 모르게 연기를 많이 들이마셨을 때에는 현기증이 난다든지 속이 메슥거려 기분이 나빠졌던 경험을 기억하고 있을 것이다.

그것은 당신의 몸이 "독극물을 몸 속에 집어넣는 짓 따위는 제발 하지 말아 줘!"라고 당신에게 비명을 지르며 외치고 있었다는 증거이다. 바로 이 단계에서 흡연자가 되든지 안 되든지가 결정된다.

생각해 보라. 이런 역경을 이기고 흡연자가 된 당신은 얼마나 '의지가 강한' 사람인가? 그리고 몸의 거부 반응에도 불구하고 굳이 그것을 거스르기로 한 당신은 얼마나 용기 있는 결단을 내렸는가? 그런데 그런 결단의 배후에는 무엇이 있을까? 어떤 의도로 당신은 몸의 애처로운 호소도 못 들은 척 하기로 한 것일까?

육체적·정신적으로 약한 사람이 담배를 피운다는 것은 거짓말이다. 강하지 않으면 그런 무시무시한 것을 피우기 시작하지 않았을 것이다. 담배에 관한 가장 비극적인 사실은 중독 증상에 더욱 더 다가가기 위해 스스로 애써 온갖 노력을 다하고 있다는 점이다.

또 실정이 이러하기 때문에 10대의 흡연을 저지하기가 매우 어려운 것이다. 10대 흡연자는 흡연을 배우는, 몸에 익히는 과정에 있으므로 헤어나지 못할 정도로 완전히 중독된 상태가 아니다. 게다가 사실 담배는 맛이 없다고 정확히 느끼고 있다. 따라서 자기가 끊고 싶을 때에는 언제라도 끊을 수 있을 것이라고 생각하고 있다.

흡연자의 대부분은 담배의 맛과 향기를 좋아한다고 생각하고 있지만, 이 또한 환상이다. 담배를 처음 배우기 시작할 때, 그 이상한 맛과 냄새에 대한 면역을 스스로 만들어 니코틴을 견뎌낼 수 있는 몸을 만드는 것이다.

이것은 헤로인 중독자가 헤로인 주사에 빠져드는 과정과 비슷하다. 헤로인의 이탈 증상은 대단히 강하므로 중독자는 주사를 맞음으로써 이런 괴로운 증상이 완화되는 쾌감을 즐긴다.

흡연자는 사실 그다지 좋아하지 않지만 담배 맛이나 냄새로 코가 막히더라도 담배에 의존하려 든다.

시가든, 멘솔(박하)이든, 파이프 담배이든 처음에는 이상한 맛이라고 느껴도 조금 참으면 곧 익숙해지게 된다. 또, 흡연자는 감기에 걸려도, 목에 종양이 생겨도, 기관지염이나 폐기종을 앓게 되어도 마냥 담배를 피우려고 한다.

감기에 걸렸을 때 피우는 담배의 고약한 맛은 당신도 잘 알 것이다. 어떤 사람은 감기 걸렸을 때 피운 담배 맛 때문에 금연할 정도이다. 그렇지만 끊을 생각이 없는, 계속 피우려는 중독자에게 담배 맛 따위는 좋든 나쁘든 상관이 없다.

만일 담배의 맛이 흡연과 관계 있다면, 누구라도 호기심이나 기타 다른 이유에 의한 첫 모금 이후에는 두 번 다시 담배 따위는 절대 한 개비도 피우지 않을 것이다. 흡연자 중에는 의사에게서 니코틴이 함유된 껌과 같은 잔인한 대용품을 권유받아 담배 대신 그것에 의존하게 되어버린 사람도 많이 있다.

또, 나의 테라피를 통해 자신이 마약중독에 빠졌다는 사실을 알고 그것에 커다란 위기감을 느낀 나머지 오히려 금연이 어렵게 된 사람도 있다.

그러나 진실을 아는 것은 중요하다. 다음의 두 가지를 보면 더욱 더 그렇게 느낄 것이다.

첫째, 사람들은 대부분 흡연에는 장점보다 단점이 훨씬 많다는 사실을 잘 알고 있으면서도 담배를 통해 무언가 즐거움을 느낀다. 담배가 마음의 의지가 된다고 굳게 믿으면서 '담배를 끊으면 허무감이 엄습해 오지 않을까? 인생을 두 번 다시 지금과 같은 상태로 보낼 수 없게 되지는 않을까' 하고 걱정한다. 그러나 이것은 환상이다. 담배는 당신에게 아무것도 제공해 주지 않는다. 담배는 오히려 당신에게서 모든 것을 빼앗아가고 극히 일부만을 되돌려 환상을 만들어 낸다. 이것에 대해서는 나중에 상세하게 언급하도록 하겠다.

둘째, 의존하기까지의 속도 측면을 말하자면 세계에서 가장 강하고 빠른 마약이 니코틴이다. 그런데 그 효과는 서서히 나타나므로 겉으로 보기에는 다른 마약 중독자들과는 달리 그다지 비참하게 보이지 않는다. 조금씩 누적되어 결정적인 순간에 치명적인 상황으로 나타나기 전까지는. 몸 속에 축적된 니코틴의 99%를 배출하는 데는 3주 밖에 걸리지 않는다. 또 육체적인 면에서의 금단현상도 대단히 약하므로 흡연자의 다수가 그 증상을 별반 느끼지 못한 채 지나칠 정도이다.

그렇다면 당연히 다음과 같은 의문이 떠오를 것이다. '금연이 왜 이렇게 어려운가? 그리고 힘들여 끊었다 해도 때때로 한 대 피우고 싶은 유혹을 참느라 몇 개월씩 고통을 맛보지 않으면 안 되는 걸까?'

그 대답은 앞장에서 거론한 두 번째 이유 즉, 당신이 '세뇌' 되어 있기 때문이다.

니코틴의 화학작용을 억제하는 건 그다지 어렵지 않다. 수면 중에는 단 한 대의 담배도 피우지 않고도 잠을 깨는 일은 없다는 것이 그 증거이다. 게다가 많은 사람들은 아침에 잠자리에서 일어나 첫 담배를 피우기 전에 아침 식사를 한다. 직장에 출근할 때까지 피우지 않는 사람도 많이 있다. 밤중의 10시간 동안은 금단현상 따위가 전혀 느껴지지 않아 비교적 편안하지만, 일과 중의 10시간 동안은 금단현상 때문에 고통스럽다.

흡연자 중에도 새 자동차를 사면 차내에서는 아무리 담배를 피우고 싶어도 금연하는 사람이 많이 있다. 금연을 강요하는 극장이나 슈퍼마켓, 종교시설 내에서는 담배를 피울 수 없어도 조금도 조급해 하는 기색이 없다. 지하철 구내가 금연장소라고 해서 흡연자들이 폭동을 일으켰다는 얘기도 들은 적이 없다. 흡연자들은 담배를 피울 수 없는 합당한 이유가 있는 곳에서는 담배를 피울 수 없게 된 것을 오히려 기뻐할 정도이다.

최근에는 담배를 피우지 않는 사람의 집에 초대를 받는다든지 비흡연자와 함께 지낼 때에도 별로 큰 불만을 느끼지 않고 담배를 삼가는 흡연자도 많아졌다. 또 특별히 노력하지 않아도 담배를 피우지 않고 있을 수 있는 시간도 개인마다 차이가 있지만 조금씩 길어지고 있는 듯하다.

앞에서도 말했지만 담배의 화학작용을 해소(중독이 되어버린 다음에도)하는 것은 간단하다. 그렇지만 그 화학작용을 완전히 극복하지 못하고 소량을 일생 동안 계속 들이마셔야 하는 사람도 많이 있다. 그들도 역시 헤비스모커와 같은 니코틴 의존증임에는 틀림없다.

또 헤비스모커로서 일단 금연에 대체적으로 성공했지만, 아직 완전히 끊지 못하고 때때로 한 대씩 피우는 사람도 역시 니코틴 의존증 환자이다.

절대로 '너무 늦었다' 는 경우는 없다

몇 번이고 말하지만 니코틴의 화학작용 자체는 대단한 문제가 아니다. 니코틴이 할 수 있는 것은 '진실된 문제' 를 응시하려는 흡연자들의 눈을 현혹시키는 짓궂은 장난 정도이다.

그렇다면 그 '진실된 문제' 란 무엇인가…. 바로 '세뇌' 이다. 금연 자체는 오래 전부터 피워온 사람이나, 최근에 피우기 시작한 사람이나, 많이 피우는 헤비스모커나, 적게 피우는 사람이나 상관없이 아주 간단하다. 이런 말을 들으면 당신은 마음 속으로 위로를 느끼게 될지도 모른다. 하여튼 불가사의한 일이지만 금연은 담배를 피운 지 오래된 헤비스모커일수록 간단하게 할 수도 있다. 오랫동안 피웠을수록 중독 증상은 무거울 것이고 그럴수록 끊었을 때의 수확도 커지기 때문이다.

이런 이야기를 들은 적은 없는가? 몸 속에 찌들어 밴 니코틴의 더러움을 완전히 씻어내는 데에 7년이 걸린다든지, 담배 한 대 피우는 데 수명이 5분 단축된다든지와 같은 말들을 말이다. 물론 이런 이야기는 올바르지도 않고 신빙성도 약하다.

그러나 이렇게 담배의 위험성에 관한 이야기를 듣고도 '공연히 허풍 떨고 있네'라고 생각해서는 안 된다. 담배의 위험성에 대해서는 줄여서 말해지는 경우는 있어도, 과장되는 경우는 없기 때문이다. 그렇지만 수명이 단축되는 것이 정확히 5분인지 어떤지는 그저 억측에 지나지 않고, 그것도 치명적인 병에 걸렸든가 몸 속이 지나치게 오염되어 어떻게 손 쓸 방도가 없을 경우에만 해당되는 이야기이다.

몸 속의 더러움에 대해 사실대로 말하자면, 그 더러움이 완전히 제거되지는 않는다. 그리고 누군가가 담배를 피우면 피우지 않는 주위 사람들에게도 몇 퍼센트 정도 간접적으로 흡수되어 비흡연자의 폐까지 오염된다.

그래도 우리의 몸은 아주 훌륭하게 잘 꾸며진 구조체이므로 돌이킬 수 없는 병에 걸리기 전까지는 대단한 회복력을 갖추고 있다. 지금 담배를 끊고 수주 정도 지나면 당신의 몸은 틀림없이 원래의 건강한 몸으로 돌아올 것이다.

몇 번이고 말한다. 지나치게 늦었다는 경우는 없다. 내 환자 중에는 40~50대에 금연에 성공한 사람도, 70~80대에 성공한 사람도 있다.

최근에는 91세의 여성이 65세인 아들과 함께 나의 테라피 센터를 찾아왔었다. 왜 금연할 결심이 섰는지에 대해 물어보자, '아들에게 모범을 보이기 위해서'라는 대답이 돌아왔다.

담배를 오랫동안 피운 사람일수록 끊었을 때의 안도감도 크다. 내 경우 단번에 하루 100개비에서 제로로 급감소했음에도 불구하고 금단현상은 정말 눈곱만큼도 없었다. 이탈 기간 중에조차 아주 흡족한 기분이었다. 하여튼 당신은 '세뇌' 된 머리를 원래대로 되돌리지 않으면 안 된다.

담배회사의 강력한 세뇌력

조작되고 있는 당신의 잠재의식

도대체 사람들은 왜 담배를 피우기 시작할까? 이 수수께끼를 푸는 열쇠는 바로 인간의 '잠재의식'에 있다.

사람은 누구나 '나는 현명하다. 따라서 인생에서 나아가야만 하는 길은 내 스스로 선택할 수 있을 만큼 강한 인간이다' 라고 생각하고 있다. 그 생각이 옳든 그르든, 어쨌든 인간 성품의 99%는 나중에 만들어지는 후천적인 것이라고 한다. 우리들은 단지 이 사회의 제조물인 것이다. 이것은 어떤 옷을 입고, 어떤 집에 사는가와 같은 인간 생활의 모든 기본 패턴에 대해서도 말할 수 있다.

또 어떤 것에 대해 개인마다 갖는 신념이 다른 것처럼, 사람마다 생각이 다르다. 예를 들어 어떤 정당을 지지하는가와 같은 것도 마찬가지이다. 영국의 경우 노동당과 보수당이 있는데 노동자 계급이 전자를 지지하고 중·상류 계급이 후자를 지지하는 경향이 있는 것은 단순한 우연이 아니다. 잠재의식은 우리의 생활을 크게 좌우하고 있는 것이다.

 신념뿐만 아니라 이미 존재하는 사실에 대해서조차도 모든 사람이 오해를 하고 있는지도 모른다. 콜럼버스가 당시의 서양이 인지하고 있던 세계를 넘어 세상의 끝 저편을 항해하기까지, 사람들은 모두 지구가 평면이라고 믿고 있었다. 그렇지만 오늘날은 누구나 지구가 둥글다는 사실을 잘 알고 있다. 그러나 실제로 우주를 날아보고 지구가 둥글다는 것을 직접 확인한 사람이 도대체 몇이나 될까? 정말로 우주를 날아보든지 항해에 나서 봄으로써 평평하게 보이는 지구 위를 빙빙 돌아보지 않고 어떻게 둥글다는 것을 알겠는가? 이런 것들은 모두 잠재의식에 대한 세뇌의 결과인 것이다.

 인간의 잠재의식이 암시에 의해 얼마나 잘 조작되기 쉬운지 광고업계의 사람들은 잘 알고 있다. 그렇기 때문에 당신은 자동차를 운전한다든지 잡지의 페이지를 넘길 때마다, 사람들의 잠재의식에 암시를 걸기 위해 담배업자들이 준비해 둔 담배 광고와 만나게 되는 것이다.

"그렇게 한다고 해서 과연 몇 개의 광고 때문에 담배를 살 마음이 생길까? 광고에 드는 돈 낭비일 뿐이지"라고 생각하는 당신, 그것은 잘못된 판단이다. 그 광고 때문에 담배를 살 마음이 생기는지 어떤지 스스로 시험해 보기 바란다.

추운 날 술집이나 레스토랑에 친구와 함께 들어갔다고 하자. 같이 간 친구가 무엇을 마실 것인지 당신에게 묻는다. 그 때 그저 "브랜디 어때?"라고 묻는 대신 "오늘 같이 추운 날에는 무엇이 좋겠어? 고급스럽고 화끈한 브랜디가 제격일 것 같아. 어때?"라고 말한다면 보통 브랜드를 잘 마시지 않는 사람이라도 마시고 싶어질 것이다.

사람들의 잠재의식은 철이 들 무렵부터 매일 이와 같은 메시지에 노출되어 있다.

"담배를 피우면 몸과 마음이 이완되고 자신감이 생기며 용기가 솟아오르거든. 이 세상에서 가장 소중한 것, 그것이 바로 담배라는 거지."

이 말이 지나치게 과장되었다고 생각하는가? 그렇다면 만화나 영화, 혹은 드라마 속에서 사형을 당하기 직전의 군인이 최후의 소원을 말할 때의 장면을 떠올려 보기 바란다.

총구를 향하여 마주선 그의 마지막 소원이란? 그렇다, 담배다. 사형수는 생의 마지막 순간 회한에 잠겨 깊이 음미하듯 마지막 한 개비를 맛있게 피우며 연기를 하늘에 날린다. 이 장면이 우리에게 주는 메시지를 표층의식은 그냥 지나칠지 모르지만 잠재의식은 확실히 흡수한다. 그 장면이 우리에게 주는 메시지의 핵심은 '이 세상에서 가장 소중한 것, 죽기 직전의 마지막 소원은 바로 담배이다. 전쟁영화에서도 부상당한 병사는 담배 한 개비를 그토록 피우고 싶어하지 않는가?' 라는 것이다.

영국에서는 TV 담배 광고를 금지하고 있지만(역자 주 : 영국에서는 1965년부터 금지, 일본에서는 특정 시간대에 한하여 일부 허용되고 있다. 우리나라는 현재 완전 금지이다) 황금시간대에 방영되는 스누커(편집자 주 : 영국 문화권에서 인기 있는 당구 게임의 일종)나 다트(편집자 주 : 작은 화살을 손으로 던져 과녁에 맞추는 게임) 시합에서는 선수들이 항상 담배를 물고 있다. 그리고 이런 프로그램은 대개 담배회사가 스폰서로 참여하고 있다. 스포츠를 이용하여 광고 아닌 광고를 하는 사업가들…. 오늘날 광고업계의 가장 더러운 짓거리 중의 하나이다.

그랑프리 레이스에 참가하는 자동차에도 특정 담배 업체의 C.I.와 같은 디자인들이 등장하고 있는데, 담배 브랜드와 똑같은 로고가 붙어 있는 것이 보편적이다. 레이스 자동차와 같은 이름의 담배가 나돌아다니고 있다고 하는 편이 더 적절한 표현일 정도이다. 최근의 TV 드라마에서는 담배를 피우는 장면이 거의 어김없이 등장한다. 이런 장면이 빚어내는 암시 효과는 말하지 않아도 짐작할 수 있을 것이다.

영국에서는 일반 담배의 TV 광고는 금지되어 있지만, 여송연의 광고는 인정되고 있다. 어느 여송연 브랜드 광고의 교묘함에 나는 혀를 내두른 적이 있다.

그 광고에서는 어떤 남자가 갖가지 죽음의 위험에 빠져 있다. 남자가 타고 있는 열기구에 불이 붙어 추락하고 있다든지, 오토바이의 사이드카가 강에 빠지려고 한다든지, 콜럼버스로 분한 그 사람의 배가 당시 평면이라고 생각되었던 지구의 끝자락에서 막 수직으로 떨어지려고 하고 있다든지….

내레이션은 단 한마디도 없이 부드러운 음악만이 흐르고 남자는 여송연에 불을 붙인다. 죽음에 직면한 위기의 순간에도 빛나는 듯한 기쁨의 미소가 남자의 얼굴 가득히 번진다….

시청자가 특별히 주의집중하여 이 광고를 보지 않을지도 모르지만, 그런 때에도 시청자의 잠재의식만은 이 광고의 암시를 충분히 받아들여 소화하고 있다.

물론 금연 캠페인도 있다. 암은 두렵다든가, 다리를 잘라버려야 할지도 모른다든가, 입 냄새 때문에 주위에 불편을 끼친다든가…. 하지만 이런 위협 정도로 흡연이 없어지지는 않는다. 논리적으로 보면 흡연은 없어질 것이고 이미 흡연자는 단 한 명도 없어야 하지만 현실은 그렇지 않다. 흡연을 시작하는 젊은이의 행동을 멈추게 할 수도 없다. 내가 흡연자였을 때, "만일 흡연과 암의 관련성을 알고 있었다면, 흡연을 시작하지 않았을 텐데…" 하고 진지하게 생각한 적이 있었다.

그렇지만 지금 생각해 보면 정말로 그런 사실을 알고 있었다 해도 그 때의 내가 담배를 끊었을 것이라는 생각은 들지 않는다. 금연 캠페인은 흡연자들에게 혼란만을 제공할 뿐이다. '모두 피워 주세요' 라는 듯 번들번들 빛나는 포장지에는 친절하게도 경고문까지 쓰여져 있다. 그러나 어느 흡연자가 일부러 그런 문구를 읽겠는가? 하물며 거기에 쓰여져 있는 내용이 내 자신에게도 해당될 수 있다고 생각할 리는…, 조금도 없다.

나는 한 때 담배회사가 포장지 위에 인쇄해 놓은 경고문조차 담배의 판매를 촉진하기 위한 것이 아닐까 하는 생각을 하기도 했다.

그 회사의 광고에는 거미, 벌레 등을 잡아먹는 식물 등과 같이 두려운 이미지를 심어주는 생물들이 등장하고 있었다. 게다가 담뱃갑 위의 경고문은 커다란 글씨와 강렬한 문체로 되어 있기 때문에 일부러 읽지 않아도 자연히 눈에 들어오게 된다.

이런 광고 이미지나 경고문을 보았을 때 느껴지는 공포심이 그 담배의 매끄럽고 빛나는 포장을 기억시켜 결과적으로 담배의 판매를 촉진하게 되는 것은 아닐까?

그런데 공교롭게도 이 '세뇌' 작업에 점점 탄력을 붙여주고 있는 것은 다름 아닌 흡연자 자신이다. 담배를 피우는 사람은 정신적 뿐만 아니라 육체적으로도 약한 사람이다 라는 것은 거짓말이다. 그처럼 해로운 독극물을 스스로 들이마시는 것을 보더라도 강하지 않을 리가 없다.

"우리 동네 어떤 할아버지는 하루에 40개비씩 꼬박꼬박 피웠는데도 병 하나 걸리지 않고 80세까지 살았다"와 같은 이야기를 누구라도 한두 가지는 알고 있을 것이다(역자 주 : 우리나라에서도 '백양' 담배를 즐겨 피운 공초 오상순 시인의 이야기가 흡연자들 사이에서는 널리 회자되고 있다). 그리고 그것을 자신의 흡연에 대한 구실과 방패막이로 곧잘 사용하기도 한다. 뿐만 아니라 당신은 그 할아버지의 신화(?) 아래에서 한창 일할 나이에 병으로 쓰러진 흡연자들이 100명도 넘는다는 사실은 좀처럼 인정하려 들지 않는다.

담배 중독에 빠지기 쉬운 타입

당신의 친구나 동료 중 담배 피우는 사람을 관찰해 보기 바란다. 예상과는 달리 대부분 의지가 강한 사람들일 것이다. 그들은 자영업, 회사원, 의사나 변호사 등의 전문직, 경찰관, 교사, 간호사, 가정주부 등 스트레스가 많이 쌓이는 일을 하는 사람들이다. 사람들은 담배가 스트레스를 해소시켜 준다고 착각하고 있기 때문에 담배를 책임감이나 스트레스를 짊어지고 있는 사람들과 연결시키기 쉽다.

　담배 중독에 빠지기 쉬운 또 다른 타입은 단조로운 일을 하는 사람들이다. 왜냐하면 흡연의 중요한 이유 중 하나가 바로 '따분함(심심함)' 이기 때문이다. 사실 이것도 환상에 지나지 않는 것이지만.

　세뇌는 실로 엄청나게 넓은 범위에 걸쳐 영향을 미치고 있다. 사회는 신나나 헤로인 중독에는 눈썰미를 찌푸린다. 그러나 영국에서 실제 신나로 사망하는 사람은 일년에 10명 이하, 헤로인으로는 100명 이하이다. 그렇지만 '니코틴' 이라는 마약에는 영국 인구의 60%가 중독을 경험하고 있으며 대부분이 일생 동안 계속 그것에 막대한 돈을 바치고 있다. 돈의 대부분이 그 마약을 사는 데 허비되고 몇십만 명이 니코틴에 중독되어 건강을 해치고 있다.

　그런데 왜 우리들은 신나나 헤로인은 악의 근원이라도 되는 듯 싫어하고 기피하면서 돈을 갉아먹는 벌레이자 살인범이기도 한 담배는 허용하고 인정하는 것일까?

　최근에야 비로소 '담배는 비사교적이고 건강에 해로운 물품' 이라는 사실이 인식되고 있다. 그러나 여전히 담배는 합법적 기호품 취급을 받고 있고, 반들거리는 포장지에 싸여 담뱃

가게, 술집, 음식점, 슈퍼, 자판기 등 어디에서나 팔리고 있으며 그 이익의 대부분이 정부의 금고로 들어간다. 영국 정부의 경우, 연간 50억 파운드의 세입을 담배판매에서 얻고 있다. 또 담배회사는 광고비로 연간 1억 파운드를 투입하고 있다(역자 주 : 일본 정부가 담배세로 거둔 수입은 1993년도에 1조 190억 엔이고, 한국에서 올 들어 9월까지 서울에서만 징수된 담배소비세는 4015억원이다).

이런 세뇌행위를 통해 건강과 환경을 파괴하는 물건에 대해서는 구매거부 운동을 일으켜야만 한다. 마치 중고차 딜러의 판매화술을 듣고 있을 때처럼, 그저 조용히 이야기를 들어는 주되 내용은 하나도 믿지 않는 것처럼.

반들거리는 포장지 안에 숨겨져 있는 독극물과 유해화학물질을 잘 봐야 한다. 고급 크리스털로 만든 재떨이나 금박 라이터에, 감쪽같이 속고 있는 그밖의 많은 사람들처럼 유혹 당해서는 안 된다. 스스로에게 물어보자.

"왜 담배를 피우는가?"
"정말로 담배를 피울 필요가 있는가?"

물론 담배를 피울 필요는 전혀 없다!

평소에는 이성적이고 총명한 사람들이 유독 담배에 대해서만은 완전히 바보가 되어 버리는 이유는 무엇일까?

　지금까지 많은 사람들의 금연을 도와줘 왔지만, 부끄러움을 무릅쓰고 고백하건대 바보 중의 바보는 바로 나 자신이었다.

　예전에 하루 100개비까지도 피운 나였지만, 나의 부친도 나 못지 않은 헤비스모커였다. 부친은 강한 남자였지만 장년기에 흡연이 원인이 되어 돌아가셨다. 매일 아침 밭은 기침으로 가래를 뱉어내고 있던 아버지의 모습을 나는 선명하게 기억하고 있다. 그에게 흡연은 도저히 즐거운 일로 보이지 않았고, 따라서 몸에 나쁜 영향을 미치고 있는 것도 명확했다. "알렌이 담배를 피우기 시작하면 절대 못 피우도록 말려 줘"라고 아버지가 어머니에게 말씀하시던 것이 지금도 두 귀에 생생하다.

　열 다섯 살의 나는 스포츠에 푹 빠져 있었다. 스포츠가 생활의 전부인, 용기와 자신감이 넘쳤던 소년. 당시, 내가 미래에 하루 100개비나 피는 헤비스모커가 되리라고 감히 누가 예상이나 했을까?

　그런데 마흔이 되었을 때의 나의 몸과 마음은 완전히 담배에 찌들었고 매일의 일상생활은 담배에 불을 붙이지 않고서는 시작할 수 없게까지 되어버렸다. 흡연자는 보통 전화를 받든가, 사람을 만나든가와 같은 일들이 스트레스의 원인이 되어 담배를 피우는 경우가 많지만, 나는 TV 채널을 돌리든가 전기 스위

치를 올리는 일조차 담배에 불을 붙이지 않고서는 아무것도 할 수 없었다.

이대로라면 곧 죽게 된다…. 그것은 나 자신도 속일 수 없을 만큼 분명했다. 그러나 담배가 나의 정신까지도 파괴하고 있다는 사실에 대해서는 눈곱만큼도 알아차리지 못하고 있었다. 거의 모든 흡연자는 때때로 담배가 맛있다는 환각에 빠진다. 그러나 나는 그런 환각을 한번도 맛보지 못했다. 내가 흡연을 하는 이유는 '담배가 집중력과 용기를 가져다 준다'는 것 때문이었다. 그러나 담배를 끊은 지금, 예전에 내가 담배를 피웠었다는 사실이 도저히 믿어지지 않을 정도이다.

담배는 악몽이므로 잠에서 깨어나면 별것 아니다. 담배는 마약이다. 당신의 감각은(미각도 후각도 모두) 그 마약에 침해당하고 있다. 그리고 무엇보다 담배로 인한 최대의 폐해는 당신의 건강도, 금전도 아니다. 바로 당신의 마음을 빼앗겨 버린다는 것이다. 당신의 마음은 이미 흡연의 정당한 이유를 찾기에만 급급해, 다른 것을 쳐다볼 여유조차 상실하고 있다.

커다란 희생을 치르고도 얻는 것이
아무것도 없다

　나는 언젠가 시도했던 금연에 실패한 후, 보통 담배보다 연기의 흡입량이 적을지도 모른다는 생각에 파이프 담배로 바꾼 적이 있었다. 그러나 파이프용 담뱃잎은 진짜 더러운 것이다. 냄새는 마음에 들지 모르지만, 연기를 들이마시면 정말 비참해진다. 파이프 담배를 피운 처음 3개월 간은 혀끝이 갈라 터지는 듯 얼얼했다.

　파이프 담배에 익숙해지기까지는 3개월이 걸렸지만, 왜 그 사이에 한번쯤 '무엇 때문에 이렇게 지독한 고문을 견디고 있는가? 라는 질문을 스스로에게 던져보지 않았는지 그건 나도 모른다. 파이프 담배에 익숙해진 사람은 누구보다 행복한 듯 느긋한 포즈로 파이프 담배를 피우며 '나는 파이프 담배를 즐기고 있다' 라고 스스로 무작정 믿게 된다. 그러나 파이프 담배 없이도 충분히 행복할 수 있는 사람들이 파이프 담배를 좋아하고 익숙해지기 위해 일부러 고심참담한 고생을 자처하는 이유는 무엇일까?

　그 이유는 이렇다. 한번 니코틴에 의존해 버리면 이미 세뇌되어 있는 당신의 뇌에 대한 세뇌 효과는 더욱 더 높아진다. 이미 설명했지만 사람은 공포심 때문에 담배를 피운다. 니코틴을 들이마시지 않으면 공허하고 불안한 기분이 들지는 않을까 하는 공포심.

　세뇌되어 있으므로 당신은 금연을 할 수 없다. 어렸을 때부터 사회에서 받은 세뇌작용은 당신이 어른이 되어 담배를 피우기 시작하면서 더욱 강화된다. 무엇보다 친구나 가족, 동료로부터 받은 세뇌는 그것을 더더욱 부채질한다.

　당신이 담배를 피우게 되는 계기는 단 한 가지, 아직도 많은 사람들이 담배를 피우고 있기 때문이다. 아무도 소외감을 맛보고 싶어하지 않기 때문이다. 그래서 목숨을 걸고 열심히 자기 자신을 니코틴에 중독시킨다. 대신 무엇을 잃게 되는지는 생각하지도 못하면서…. 그리고 누군가 담배를 피우는 모습을 볼 때마다 '담배에는 무엇인가 좋은 것이 들어있는 게 틀림없어. 그렇지 않다면 저 사람이 저렇게 담배를 피울 리가 없지' 라고 멋대로 생각하고 안심한다.

　세뇌의 힘은 대단히 강력하다. 당신은 그 위력을 잘 알아두지 않으면 안 된다. 영국에서 제2차 세계대전 후에 방송된 인기 라디오 프로그램으로 폴 템플의 탐정 시리즈가 있었는데, 그 중에서 내가 지금도 기억하고 있는 건 대마초 중독에 관한 이야기이다.

　비뚤어진 인생을 사는 사람들이 몰래 대마초로 만든 담배를 뒷거래한다. 몸에 치명적인 해가 바로 나타나지 않으므로 그들은 서서히 중독되어 이 담배를 계속 사는 것이었다.

내가 이 방송 프로그램을 들은 것은 일곱 살 무렵이었는데 이것이 마약 중독에 관한 최초의 지식이었다. 나는 '중독=마약을 투여하지 않으면 한 순간도 그대로 있을 수 없는 상태'라는 개념에 완전히 두려움으로 벌벌 떨었다.

요즘은 대마초에 대한 사람들의 의존성이 그다지 높지 않다는 것이 증명되고 있다. 나의 테라피에서도 많은 사람들이 대마초가 함유된 담배를 피운 적이 있다고 고백하고 있지만 대마초 중독에 빠졌다고 하는 사람은 별로 없었다. 그렇지만 그래도 나는 대마초를 조금이라도 피워본다든지 할 용기는 없다.

그런 내가 아이러니컬하게도 담배라고 하는 세계에서 가장 강력한 마약에 중독되어 버렸던 것이다! 폴 템플이 그 때 대마초만이 아니라 담배의 두려움에 대해서도 경고해 주었더라면….

더 이상야릇한 것은 40년이 지난 지금 인류는 막대한 돈을 암 치료 연구에 털어 넣는 동시에 건강한 소년·소녀에게 달갑지 않은 마약 중독을 권하는 데 거액의 자금을 쓰고 있다는 것이다. 그리고 바로 그것에서 각국 정부는 최대의 이익을 올리고 있는 것이다.

자, 이제 슬슬 세뇌를 씻어 낼 때가 되었다.

- 건강
- 활력
- 부(富)
- 편안한 마음
- 자신감
- 용기
- 자존심
- 행복

 이런 것들을 평생 갖지 못하고 지내는 사람들은 비흡연자가 아니라 불쌍하고 처량한 흡연자들이다.
 이렇게 큰 희생을 치르면서 도대체 무엇을 얻을 수 있다는 것일까? 정말로 아무것도 얻을 수 없다! 담배를 피우지 않는 사람이라면 누구든지 품고 있는 편안한 마음, 침착성, 용기를 담배로 되찾을 수 있다는 잘못된 환상 이외에는….

담배는 당신에게
아무것도 주지 않는다

　흡연자는 담배를 '맛있다, 릴랙스 할 수 있다, 활력을 북돋아 준다' 라고 믿고 피우지만 이것이 잘못된 믿음이라는 것은 이미 앞에서 설명했다.
　흡연의 진짜 이유는 금단현상을 완화시키는 데 있다. 처음에는 사람들과 대화를 나눌 때 마음 편하게 피우는 정도이다. 이 단계에서는 피워도 좋고 피우지 않아도 참을 수 있다. 그러나 이 때 벌써 당신의 잠재의식은 '때때로 담배를 피우는 건 괜찮을 거야' 라고 학습을 시작한다.
　니코틴에 대한 의존이 강하면 강할수록 금단현상이 완화될 때 얻게 되는 안도감은 크다. 따라서 실제로 몸은 점점 약해 가는데도 본인은 완전히 정반대로 착각하게 되는 것이다. 게다가 쇠약해지는 변화는 완만한 속도로 진행되므로 좀처럼 알아차리기 어렵다. 문득 금연하고 싶다는 생각이 들 때까지 스스로가 니코틴 의존증에 걸려 있다는 사실을 알아차리지도 못하는 것이다. 또 의존하고 있는 것이 명백한데도 불구하고 많은 사람들은 그 사실을 인정하려 하지 않는다. 완고한 사람은 그 사실에서 눈을 돌리고 스스로에게 '흡연은 즐겁다' 라고 끊임없이 들려준다.

내가 지금까지 몇백 명이나 되는 10대 학생들과 나눈 다음과 같은 대화를 듣는다면, 그와 같은 사실을 잘 알게 될 것이다.

> 나 : "담배는 마약의 일종이라 좀처럼 끊을 수 없기 때문에 계속 피우게 된다는 것쯤은 당신도 잘 알고 있겠지요?"
>
> 학생 : "아닙니다. 제가 담배를 피우는 건 좋아하기 때문이에요. 좋아하지 않는다면 피우지도 않아요."
>
> 나 : "그렇다면 끊고 싶을 때는 언제든지 끊을 수 있다는 것을 증명하기 위해 일주일정도 금연해 보는 건 어때요?"
>
> 학생 : "그럴 필요는 없어요. 지금은 담배를 좋아하기 때문에 그냥 피우고, 끊고 싶어지면 그 때 끊을 겁니다."
>
> 나 : "일주일만이라도 좋아요. 담배에 의존하고 있지 않다는 것을 증명해 보여주고 싶지 않은가요?"

학생 : "의미 없어요. 저는 담배를 좋아하고 있기 때문에…."

이미 설명한 대로 흡연자는 스트레스가 쌓였을 때, 따분할 때, 집중이 필요할 때, 릴랙스 하고 싶을 때, 또는 이런 이유가 복합적으로 나타날 때 금단현상을 완화시키려고 한다. 그러면 다음 장에서 이런 각각의 상황에 대해 자세히 설명하기로 한다.

스트레스를 완화해 준다는 환상

마음의 안식을 담배에서 찾는다?

여기서 말하는 스트레스란 인생을 파괴할 정도의 스트레스뿐만 아니라 사람과 만난다든지, 전화를 받는다든지, 주부가 아기의 그치지 않는 울음소리에 난처해 한다든지와 같은 정도의 스트레스도 모두 포함한다.

전화를 예로 들어보자. 누구라도 전화는 많든, 적든, 스트레스의 원흉이다. 비즈니스맨의 입장에서는 특히 그렇다. 모든 전화가 아주 기분 좋은 손님이라든지 당신을 칭찬해 주는 상사로부터 걸려온 것이라고는 말할 수 없기 때문이다. 흔히 곤란한 사정에 관한 하소연이라든지, 지불독촉이라든지, 비난·공격에 대한 전화가 걸려오는 경우가 많다. 이럴 때 사람들은 우선 담배에 불을 붙이고 본다.

왜 불을 붙이는지는 아무도 모른다. 단지 '왠지 담배가 이 상황에 도움이 될 것 같아서…' 라는 것뿐이다.

이것이 현실이다. 당신은 이미 니코틴의 금단현상인 초조함을 느끼고 있다. 보통 스트레스와 함께 초조함을 부분적으로라도 해소할 수 있으면 마음의 안식을 얻을 수 있을 것이다. 흡연자는 담배에 불을 붙임으로써 기분이 좋아지게 된다. 그러나 이런 안식도 본질적으로는 환상에 지나지 않는다. 왜냐하면 흡연으로 아무리 기분이 좋아졌다 해도, 비흡연자보다는 마음이 긴장되어 있고 담배에 빠져들면 들수록 금단현상은 늘어나며 담배로 완화시킬 수 있는 부분도 점점 줄어들기 때문이다.

나는 쇼크 요법 따위는 하지 않는다. 따라서 이제부터 하는 이야기로 당신에게 쇼크를 주려는 의도 같은 건 전혀 없다. 다만 담배는 당신의 신경을 파괴할 뿐, 결코 몸을 편안하게 이완시켜주지 않는다는 사실을 강조하고 싶을 뿐이다.

천천히 확실하게 정신을 파괴한다

다음과 같은 상황을 상상해 보기 바란다.
어느 날 의사가 당신에게 심각한 어조로 말한다.

"만일 지금 당장 담배를 끊지 않으면 당신의 두 다리를 잘라 내야 합니다."

두 다리가 없는 생활을 떠올려 보기 바란다. 의사의 끔찍한 선고에도 불구하고 담배를 계속 피운 탓으로 두 다리를 절단해야 한다면 어떤 기분일지 상상이 되는가?

이런 이야기는 나도 자주 들었다. 그런 말을 듣고 계속 담배를 피운다는 것은 정말 바보 같다고 생각하면서도 그 때는 그 이야기를 흘려 버렸다. 나중에는 "의사가 그런 선고를 나에게 내렸다면 벌써 담배를 끊을 수 있었을 텐데"라고까지 생각했었다. 그러나 사실 나도 언제 뇌출혈이 일어나 두 다리뿐 아니라, 목숨 자체를 잃는다 해도 할 말이 없는 바보 중의 바보였던 것이다.

그러나 정말은 스스로가 이처럼 바보 같은 짓을 할 리가 없다. 이 모든 것은 무시무시한 담배라고 하는 마약이 만들어 내는 올가미이다. 담배는 당신에게서 용기와 자신감을 점점 빼앗아간다. 그리고 당신은 자신감이 없어지면 없어질수록 그에 비례하여 담배가 자신감을 불어넣어 준다는 착각에 빠지게 된다. 흡연자가 야간에 외출을 하게 되면 담배가 떨어질지도 모른다는 공포감 때문에 패닉을 일으킨다는 이야기를 들어 본 적이 있을 것이다(역자 주 : 영국의 경우로 야간에 소매점이 일찍 문을 닫고 자판기도 흔하지 않았던 무렵의 이야기이다).

담배를 피우지 않는 사람은 그런 패닉과는 무관하다. 패닉은 담배 탓이기 때문이다. 또, 담배는 당신의 용기를 때려부숴 없애버릴 뿐만 아니라 강력한 독극물이어서 당신의 몸까지 서서히 파괴시킨다.

흡연자의 몸이 죽음의 위험에 노출되기 시작할 지경에 이르게 되면, 흡연자는 담배가 자신감을 불러일으키고 활력을 주는 원천이라고 오히려 잘못 믿어버리게 되고, 결국 '담배는 세상 무엇과도 바꿀 수 없는 것, 인생에서 이것 없이는 도저히 살 수 없는 것'이라고 하는 아주 커다란 착각에 빠지게 된다.

다음을 머릿속에 확실히 인식하기 바란다. 담배는 결코 스트레스를 해소시켜 주지 못한다. 담배는 천천히 그리고 확실하게 당신의 자신감을 상실시킨다. 금연을 통해 얻을 수 있는 탐스러운 수확 중 하나는 바로 잃어버린 용기와 자신감을 되찾게 해 준다는 것이다.

심심함을 없애준다는 환상

 혹시 지금 당신은 담배를 피우면서 이 책을 읽고 있는지? 만일 그렇다면 내가 지금 지적하기 전까지 피우고 있는 당신의 행동을 의식하지 못하고 있지는 않았는지?
 흡연에 관련된 환상으로 '담배는 심심함을 없애준다' 라는 것이 있다. 그러나 '지금 나는 담배를 피우고 있다' 라고 확실하게 의식하며 담배를 피우는 사람은 적을 것이다.
 실제 니코틴 중독인 사람은 담배를 피우지 않으면 상실감을 맛보게 된다. 무엇인가 즐거운 일에 마음이 쏠려 있을 때에는 담배 없이 오랫동안 지낼 수 있어 괜찮지만, 심심해지면 견디기 어렵다. 금연을 하거나 담배를 줄이려고 노력하고 있지 않을 때에는 담배에 불을 붙이는 것도 무의식적이다. 그러므로 하루 동안에 피운 담배를 전부 기억해 보려고 해도 대개 아침의 첫 담배와 식후의 한 대 정도밖에 기억하지 못할 것이다.

  실은 담배가 심심함을 간접적으로 증폭시키고 있음을 당신은 알아야 한다. 흡연을 하면 무기력감이 생겨 적극적인 활동을 피하게 되므로 심심하다고 느끼게 된다. 이렇게 심심함을 느끼면 느끼는 채로 그저 지루하게 금단현상을 완화시키는 행위 즉, 흡연밖에 하지 못하기 때문에 더욱 심심해진다.

집중력을 높여준다는 환상

 흡연이 집중력을 높여준다는 생각은 작가나 예술가 등 정신적 활동에 종사하면서 영감을 소중히 여기는 사람들에게 많은 것 같다. 그러나 이것 역시 어처구니없는 환상이다.
 담배는 집중력을 촉진하는 것이 아니라 파괴한다. 왜냐하면 담배를 피우는 순간조차 금단현상을 완전히 치유할 수 없기 때문에 흡연자는 점점 피우는 양을 늘리게 되고 따라서 흡연 문제도 점점 심각하게 되기 때문이다.
 혈액 순환이 잘 되면 집중력이나 영감은 한층 높아진다. 그런데 담배를 피우면 혈관이 서서히 독극물로 채워져 뇌로 공급되는 산소의 양이 줄어든다. 즉, 집중력이나 영감이 발휘될 가능성이 의학적·생리적으로 명백히 줄어드는 것이다.
 내가 정신력을 이용하여 시도했던 금연이 실패한 이유는 이

집중력에 대한 이해가 부족했기 때문이다. 안절부절못하는 것이나 기분이 좋지 않은 것은 어떻게든 참을 수 있었지만, 무엇인가 어려운 일에 집중하려고 할 때 담배 없이는 도저히 아무 것도 할 수 없었다. 회계사 시험을 치르는 시간 중에는 금연이라는 말을 듣고 패닉 상태에 빠졌을 정도였으니까. 그 무렵의 나는 이미 '체인 스모커'가 되어 있었고, 3시간 정도라도 담배 없이 시험에 집중하기는 도저히 불가능하다고 믿고 있었다. 그러나 나는 시험 중에 담배를 피우고 싶다는 생각은 조금도 들지 않았고, 담배 없이도 무사히 시험을 치르고 합격했다.

금연하면 집중력이 없어진다고 흔히들 말하지만 이것은 니코틴에 의한 육체적 금단현상이 아니라 담배가 일으키는 즉, 담배를 못 피우게 되었다는 데서 생기는 불안이 그 원인이다. 그러나 다시 담배를 피운다고 해서 상태가 좋아지지는 않는다. 그렇다면 어떻게 해야 할까? 할 수 있는 일은 단 하나 뿐이다. 현재 상태와 타협하는 것.

담배를 피우는 사람은 기분이 나빠져도 그 이유를 절대 담배 탓으로 돌리지 않는다. 기침이 갑자기 많이 나와도 담배 탓으로 돌리기보다는 감기가 오래 가기 때문이라고 말한다. 그러나 일단 금연하면 어떤 안 좋은 일이 생겨도 모두 담배를 끊은 탓이라고 돌려버리는 것이다. 그리고 정신적으로 불안정한 상태가 되면 이렇게 말하곤 한다. "이럴 때 딱 한 대만 피우면 좋아질 텐데…." 그러면서 금연의 결단을 내린 것에 대해 회의감을 품고 후회하기 시작한다.

  당신 역시 '담배가 집중력을 높여준다'고 믿고 있는 사람이라면 잘 들어주기 바란다. '이 일에 제대로 집중할 수 있을까?' 하고 근심하고 있는 한 당신은 절대 그 일에 집중할 수가 없다. 집중력을 방해하는 것은 육체상의 금단현상이 아니라 '의심'이다. 항상 기억해 두기 바란다. 금단현상을 맛보는 것은 담배를 피우지 않는 사람이 아니라 '피우는 사람'이라는 것을. 나는 단번에 100개비에서 단 한 대도 손에 대지 않는 상태로까지 금연했지만 집중력은 조금도 약해지지 않았다.

몸을 이완시켜 준다는 환상

공복감에서 해방될 수는 없다

흡연자의 대부분은 담배가 사람의 몸을 이완시켜 준다, 즉 긴장감을 완화시켜 준다고 믿고 있다. 그러나 니코틴은 자극성이 있는 화학물질일 뿐이다. 맥박을 재면서 두 개비를 계속 피워보자. 맥박수가 갑자기 올라가는 것을 알 수 있을 것이다.

식사 후의 담배 한 모금은 마음을 여유롭게 가라앉히는 순간이라고 흡연자들은 입을 모아 말한다. 사람은 식사시간만큼은 느긋한 마음으로 테이블에 앉아 허기와 갈증을 채우고 마음과 몸을 편안히 하면서 만족감을 맛본다. 그러나 흡연자에게는 만족시키지 않으면 안 되는 또 하나의 허기가 있기 때문에 식사만으로는 아직 완전한 편안함을 느낄 수가 없다. 마음 깊숙이 자리잡고 있는 갈망. 이 갈망 때문에 니코틴 중독자는 단 한 순간도 마음의 긴장을 풀지 못하고 해를 거듭함에 따라 불안감은 점점 심해지는 것이다.

 담배를 피우지 않는다고 편안함과 안락함을 느낄 수 없는 사람은 이 세상에 단 한 명도 없다. 담배가 몸과 마음을 편안하게 만들어 준다는 환상처럼 어처구니없는 착각은 없다. 지구상에서 가장 긴장하고 안절부절못하는 사람, 언제나 기침을 하고, 가래를 뱉고, 고혈압으로 항상 초조해하는 사람…. 그런 사람 중 대부분은 체인 스모커로서 40~50대 회사원들이다. 이 단계까지 오면 담배가 불러 일으키는 증상들을 부분적이나마 담배로 완화시키는 종래의 시도조차 불가능하게 된다.

 내가 아직 젊은 회계사였을 무렵, 아이들도 아직 코흘리개였을 때 벌어졌던 그 당시의 사건(?)을 나는 지금도 기억하고 있다. 아이가 사소한 잘못을 저질러 내가 히스테리를 일으켰는데, 그 히스테리가 결국에는 아이가 저지른 장난에 어울릴 만큼의 꾸지람 수준에서 멈추지 못하고 도를 넘어 엄청나게 폭발했다.
 그 후 나는 내 성격이 어딘가 잘못된 것이 아닌가 하고 진지하게 의심해 보았다. 지금 생각해보니 그것은 담배 탓이었다.

당시의 나는 인생이란 괴로운 일의 연속일 뿐이라고 생각하고 있었는데 지금 돌이켜 보면 그런 고민거리 따위가 정말 있었을까 하고 한심스럽다. 그 때도 나는 인생의 모든 것을 솜씨 있게 컨트롤하고 있었다…. 유일하게, 거꾸로 나를 컨트롤하고 있었던 담배를 제외하고는.

흡연자는 진정한 안식을 취할 수 없다

 그러나 슬프게도 지금도 나의 아이들은 옛날에 내가 일으켰던 그 히스테리가 담배 때문이었다고는 믿어주지 않고 있다. 그것은 사람들이 자신들의 흡연 행위를 정당화하려 할 때마다 판에 박은 듯이 하는 바로 이 말 때문이다.
 "아, 담배를 피우면 기분이 편안해지는구나. 정말 편안한 안식처에 들어온 듯한 느낌이 드네요."
 그러니까 담배를 피우면 기분이 좋아질 터인데 왜 히스테리가 생기겠느냐는 것이다.
 수년 전 영국의 입양아 추진기관이 흡연자의 가정에 대해서는 입양을 거부할 것을 검토하고 있다는 발표가 있었을 때, 이 소식을 듣고 화가 난 남성이 전화를 걸어 이렇게 말했다고 한다.
 "그건 터무니없이 잘못된 생각이에요. 나는 어렸을 때 어머니가 반대할 만한 이야기를 드려야 할 때에는 반드시 어머니가 담배에 불을 붙일 때까지 기다렸다가 이야기를 했어요. 왜냐하면 담배를 피우는 동안의 어머니는 마음이 편안한 상태에서 내 이야기를 들어줄 수 있었기 때문이에요."

왜 이 남자는 어머니가 담배를 피우지 않을 때 곤란한 말씀을 드리지 않았을까? 왜 흡연자는 레스토랑에서 식사를 한 뒤 담배를 피우지 않으면 편안한 마음이 들지 않을까? 왜 비흡연자는 식후에 담배를 피우지 않고도 완전히 행복할 수 있을까?

흡연자를 한번 자세히 관찰해 보기 바란다(특히, 흡연이 허용되지 않는 장소에서). 그들은 손을 입에 댄다든지, 왔다갔다한다든지, 발로 바닥을 탁탁 구른다든지, 머리칼을 쓰다듬는다든지, 이빨을 간다든지 하는 행동을 하고 있을 것이다. 이처럼 흡연자는 담배를 피우지 않고는 절대로 릴랙스한 자연스러운 상태를 유지할 수 없다. 그들은 완전한 안식을 취한다는 것이 진짜 어떤 것인지 잊어버린 지 오래다. 그러나 담배를 끊으면 그 안식은 반드시 되돌아온다.

흡연이라는 행위는 마치 벌레를 잡아먹는 식물과 비슷하다. 처음에는 벌레가 그 식물의 꿀을 빨지만 저도 모르는 사이에 벌레는 식물에게 잡아먹히게 되는 것이다. 당신도 이제 슬슬 그 무시무시한 식물 속에서 밖으로 기어 나올 때가 되지 않았을까?

콤비네이션 스모킹의 비참함

콤비네이션 스모킹은 담배를 2~3개비씩 동시에 피우는 것을 말하는 것이 아니다. 담배를 이미 피우고 있으면서도 새 담배를 또 피우려고 시도하는 행위를 말한다. 다만 그런 실수를 저질렀을 때에는 애당초 무슨 까닭으로 첫 번째 담배를 피웠는지조차 기억하지 못하기는 하지만….

나도 예전에 담배 한 대를 이미 피우고 있으면서 또 한 대를 입에 물려고 하다가 손등에 화상을 입은 적이 있었다. 참으로 바보 같은 실수라고 생각할지도 모르지만 문제는 무척 심각하다.

콤비네이션 스모킹이란 보통 사람들이 흡연을 하는 이유 중 2가지 이상이 중첩되었을 때의 흡연 즉, 축제, 파티, 결혼식, 레스토랑 등 스트레스와 편안함이 둘다 뒤섞여 느껴지는 장소에서 피울 때 많이 일어난다.

스트레스와 안정감…. 언뜻 모순되는 것처럼 보이지만 그렇지 않다. 어떤 사교장에서도(심지어 편한 친구와 함께 있을 때조차도) 스트레스는 존재하고 동시에 편안한 마음으로 즐겁게 보내고 싶다는 바람도 있다. 물론 흡연의 네 가지 이유(60p. 참조)가 모두 적용되는 상황도 있다.

체인 스모커가 되는 특별한 상황

자동차 운전이 그와 같은 특별한 상황 중의 하나이다. 병원이나 치과와 같이 긴장을 강요당하는 장소에서 돌아올 때는 차 속에서 비로소 편안해질 수 있지만, 동시에 사고를 당할 수 있는 위험이라는 스트레스 요소도 수반한다. 또 운전에는 집중력도 필요하다. 그리고 교통 혼잡에 말려든다거나, 오랫동안 고속도로에서 운전할 때에는 무료함을 느끼게 된다.

또 하나의 전형적인 예는 트럼프나 화투를 이용하여 게임을 할 때이다. 포커나 브리지, 고스톱에는 집중력이 필요하다. 게임에 졌을 때에는 스트레스가 쌓이고, 좋은 패를 얼마동안 쥐지 못하거나 좋은 패가 나오지 않으면 불안·초조에 빠진다. 한편, 이것은 일종의 놀이이기도 하므로 편안한 마음도 동시에 느끼는 것이다.

이런 상황에 놓이면, 금단현상이 그다지 심하지 않아도, 평소 그다지 많이 피우지 않는 사람이라도 흡연자라면 누구나 체인 스모커가 되어 버리고 만다. 재떨이는 눈 깜빡할 사이에 가득 차게 되고 머리 위는 연기로 자욱하게 된다.

콤비네이션 스모킹에는 때로 특별한 원인이 있겠지만, 잘 이해해야 하는 것은 담배가 아니라 그 때 당신이 처해 있는 상황이다.

담배를 피울 필요성을 일단 제거해 버리면 어떤 곳에서도 즐거움을 느끼게 되고 스트레스도 줄어든다. 다음 장에서 이 점을 더욱 자세하게 설명하기로 한다.

담배를 끊어서
손해보는 것이 있는가?

 전혀 아무것도 손해보는 것이 없다! 금연을 어렵게 만들고 있는 것은 '불안' 때문이다. '위로를 받고 의지가 되는 것을 잃어 버리게 되는 것은 아닐까? 즐거웠던 것도 즐겁지 않게 되지는 않을까? 스트레스를 견디지 못하게 되지는 않을까?…' 하는 불안.
 바꿔 말하자면 흡연자들은 세뇌 덕분에 '나에게는 약점이 있다' 라든지 '담배에는 무엇인가 특별한 것이 있어 금연하게 되면 공허한 기분이 든다' 라고 맹신하고 있는 것이다.
 잘 기억해 두기 바란다. 담배는 공허감을 채워주지 못한다. 담배야말로 공허감을 만들어 내는 원흉인 것이다!
 인간처럼 정교한 몸을 가진 생물은 없다. 창조주를 믿든, 진화론(최근 들어 여러 가지 측면에서 부정되고 있는 학설이지만)을 믿든, 인간을 만들어낸 것이 하느님이든, 진화의 과정이든, 어쨌든 그것이 인간보다 훨씬 뛰어난 존재임에는 틀림없다. 인간의 능력으로는 세포 하나는 물론, 시각 기관, 생식 기관, 순환 기관, 뇌 등 기적이라 할 만큼 경이로운 이 기관들과 시스템을 도저히 만들 수 없기 때문이다.

하느님이든 진화의 과정이든 간에 인간을 흡연할 수 있는 구조로 만들었다면, 담배에 함유된 독극물을 제거할 수 있는 필터나 연기가 자연스럽게 배출될 굴뚝 정도는 구비해 두셨을 것이다.

몸의 안전확보 장치로서 기침, 어지러움, 구토 등의 증상이 있지만, 인간은 이 안전 장치가 내는 경보를 제멋대로 무시해 버린다. 재앙은 바로 그 경보를 무시하면서부터 싹트기 시작한다.

담배를 끊으면 인생이 보다 즐거워진다

금연으로 손해보는 것은 아무것도 없다. 이것은 당연한 사실이다. 담배를 피운다고 해서 식사가 더욱 맛있어지지는 않는다. 담배가 미각과 후각을 파괴하기 때문에 오히려 맛없게 될 뿐이다. 레스토랑에서 식사를 하면서 담배를 피우는 사람을 살펴보기 바란다. 그들은 식사 자체를 즐기고 있는 것이 아니라, 식사가 빨리 끝나기를 갈망하고 있다. 바로 식사가 흡연을 방해하고 있기 때문이다.

　게다가 자신이 피우는 담배가 주위의 비흡연자들에게 폐를 끼친다는 것도 잘 알고 있다. 흡연자라고 해서 모두 안면에 철판을 깐 사람일 리는 없다. 단지 담배 없이는 어쩔 수가 없어 비참한 꼴을 하고 있을 뿐인 것이다.

　피울 수도 피우지 않을 수도 없는, 그야말로 앞문에는 호랑이가 뒷문에는 늑대가 지키고 있는 상황이다. 담배를 피울 수 없게 되어 비참하게 되든지, 피워서 주위 사람들에게 폐를 끼치고 죄의식과 자기 혐오감에 빠져 비참하게 되든지, 둘 중 어느 하나의 행동을 택해야 하지만, 비참해지는 건 무엇을 택해도 마찬가지이다. 그러나 흡연자들은 보통 자기 연민에 대한 비참함보다 담배 생각에 안절부절못하는 비참함을 더욱 참기 어렵다고 느낀다. 일단 금연자로서의 의식을 갖게 되면 또 다르지만.

　또 파티 등의 장소에서의 흡연자를 살펴보기 바란다. 파티의 시작을 알리는 건배를 기다리는 사이에도 화장실에 가는 척하면서 그 자리를 슬쩍 빠져나와 숨어서 담배를 피운다. 담배 중독자의 전형적인 모습, 바로 그것이다. 흡연자는 담배가 좋아서 피우는 것이 아니라, 그렇지 않고는 배길 수 없어서 즉, 담배 없이는 비참해지므로 그것을 모면하려 피운다는 것을 알 수 있다.

흡연자의 대부분은 젊고 감수성이 예민하며 쉽게 부끄러움을 타던 나이 무렵에 담배를 피우기 시작했으므로, 사람들과 사귈 때 담배가 없으면 원활하게 사귀지 못한다고 잘못 믿게 되었다.

흡연을 하는 여성을 보면 잘 알 수 있다. 여성은 사실 자신의 외모에 대단히 신경을 쓴다. 그렇지만 자신이 뱉는 숨(호흡)이 더러운 재떨이와 같은 냄새를 피운다는 사실에 대해서는 조금도 신경 쓰지 않는 것 같다. 물론 그녀들도 머리카락이나 옷에 담배 냄새가 배는 것을 달가워하지 않지만 그래도 담배를 끊으려고 하지는 않는다. 이것이 바로 '불안'이 만들어 내는 수법이다.

최근에 흡연은 사교에 도움이 되는 것이 아니라 장애물로 인식되어지고 있다. 한 손에는 마실 것을 다른 손에는 담배를 쥐고, 항상 재나 꽁초를 버릴 것을 염두에 두지 않으면 안 된다.

또, 당신이 내뿜는 연기가 사람의 얼굴로 풍기지 않도록 주의하지 않으면 안 되고 담배 냄새가 나는 역겨운 입냄새나 갈색으로 변한 이빨을 상대방이 눈치채지는 않을까도 걱정해야 한다.

담배를 끊으면 멋진 수확물이 생긴다. 금연하려는 사람은 건강이나 금전, 또는 사회적 평판 정도만 생각하기 쉽다. 물론 그것도 맞고 중요하지만 나는 개인적으로 정신적인 면에서의 수확이 훨씬 더 크다고 생각하고 있다. 예를 들면,

첫째, 참된 자신감과 용기를 회복한다.
둘째, 노예 생활에서 해방된다.
셋째, 세상의 절반이나 되는 사람들로부터, 그리고 자기 자신으로부터 경멸당하고 있다는 생각 때문에 마음 깊이 간직하고 있던 어두운 그림자를 더 이상 안고 살아가지 않아도 된다.

담배를 피우지 않는 편이 인생을 살아 가면서 훨씬 더 큰 충실감을 맛볼 수 있다. 건강과 금전을 얻을 수 있을 뿐만 아니라 인생이 보다 즐겁게 되는 것이다(비흡연자가 누릴 수 있는 멋진 이 점에 대해서는 나중에 설명하기로 한다).

만일 '공허감'이라는 개념을 이해하기 힘들다면 다음과 같이 생각해 보면 어떨까?
당신의 얼굴에 작은 발진이 생겼다고 상상해 보자. 내가 당신에게 마법의 약을 내주며 이렇게 말한다.
"이것을 발라 보시오."
당신이 그 약을 바르면 발진은 바로 그 자리에서 없어진다. 그러나 일주일 후, 다시 그 발진이 생긴다. 당신은 내게 묻는다.
"그 약을 더 가지고 있습니까?"
"가지고 있고 말고. 또 필요할지도 모르기 때문에…. 자, 여기 있소."

약을 바르면 신기하게도 또 다시 발진은 사라진다. 그런데 이 발진은 또 다시 생길 때마다 조금씩 커지고 통증도 늘어나는 반면, 발생 간격은 짧아진다. 결국에는 얼굴 전체가 발진 투성이가 되고 통증도 참을 수 없을 만큼 심해지며, 발생 간격이 30분마다 나타나기까지 이르렀다. 약을 바르면 일시적으로 발진은 없어지지만 너무나 걱정스럽다. 통증은 이제 몸 속까지 번져갈지도 모른다. 발진이 생기는 간격도 더 빨라지게 되어 이제는 늘 겹딱지로 눌러 붙게 될지도 모른다. 의사에게 진찰을 받아보아도 원인을 알지 못한다. 다른 치료도 시도해 보았지만 이 마법의 약 외에는 전혀 효과가 없다….

당신은 이미 이 마법의 약에 완전히 의존해 있는 것이다! 약을 지니지 않고는 외출하는 것조차 불가능하다. 외국으로 여행을 갈 때에도 이 약을 몇 개씩 반드시 휴대한다. 이 약이 몸에 나쁘지는 않을까 하고 당신은 걱정하지만, 그래도 이 단계에 이르면 내가 이 마법의 약을 20만원에 팔아도 당신은 살 수밖에 없고 다른 선택은 생각도 할 수 없다.

이 때 당신은 어느 신문의 건강 섹션에서 이런 문제를 안고 있는 것은 당신만이 아니라는 것, 많은 사람들이 당신과 똑같은 문제로 괴로움을 당하고 있다는 사실을 알게 된다. 또, 그 마법의 약이 사실은 발진에 대해 아무런 치료도 되지 못한다는 사실, 거꾸로 이 약이 피부 심층으로 깊숙이 스며들어 발진을 크게 만들고 있었다는 것을 약품회사가 밝혀냈다는 사실도 알게 된다.

그리고 전문가가 그 병에서의 탈출 방법을 자세히 알려주는 책을 읽게 된다. 발진을 없애기 위해서는 단지 이 약의 사용을 중지하면 되는 것이다! 최초로 발진이 났을 때 당황하거나 다른 조치를 취하지 말고 그저 잠시 참고 지내면 발진은 자연히 없어진다는 것이 이 증상의 본질이었고 또 유일한 처방이었던 것이다.

그럼에도 당신은 이 약을 계속 사용할 것인가? 이 약의 사용을 중지하는 데 강한 의지가 필요한가?

신문 기사의 내용을 '과연 그럴까?' 하고 곧이곧대로 믿지 않는 사람도 다른 방법이 없으므로 일단은 그 처방을 받아들여 본다. 그래서 처음 2~3일은 다소 근심스러워할 지도 모르지만, 일단 점차 발진이 사라지는 것을 확인하면 두 번 다시 이 마법의 약을 사용할 마음이 내키지 않을 것이다. 그래도 여전히 당신은 바르는 그 순간만 발진이 없어지는 그 약에 매달리면서 비참한 기분을 그대로 느낄 것인가?

자신의 바보짓에
눈을 가리는 짓은 이제 그만두자

　물론 대답은 '노' 일 것이다. 일생 동안 해결할 수 없는 괴로움을 안고 있다고 생각하고 있었지만, 지금은 해결방법을 알아낸 것이다! 예를 들어 발진이 완전히 사라지는 데 1년이 걸린다 해도 증상이 서서히 개선되는 것을 느낄 때마다 '이제 죽을 위험은 없어졌구나. 아, 이제 살았다!' 하고 생각할 것이다.

　내가 마지막 한 대를 다 피우고 난 후 비벼 껐을 때 이 마법과 같은 사건이 일어났다. 잠깐, 이 발진과 마법의 약에 대한 우화에 대해 한 가지 확실히 해두기 바란다. 여기서 발진이란 반드시 폐암을 말하는 것이 아니다. 그렇다고해서 동맥경화도, 폐기종도, 협심증도, 천식도, 기관지염도, 간부전도 아무것도 아니다(이 모든 병은 모두 발진 자체의 연장선에서 일어나는 것이다).

　또 이 발진은 담배를 사는 데 허비되는 막대한 돈도, 불결한 입냄새나 갈색으로 물든 이빨도, 무기력감도, 간신히 나오는 가라앉은 목소리도, 기침도 아니며, 스스로를 질식시키면서 '피우기 시작하지 않았더라면 좋았을 텐데' 라고 생각하는 것도, 흡연 금지 장소에서 벌을 받고 있다고 느끼는 것도, 그리고 최악의 경우이지만 스스로를 경멸하는 것도 아니다(이런 것들도 모두 발진의 연장선상에서 발생하는 것이다).

발진이란 이런 모든 사실에 대해 마음을 닫게 하는 것 즉, '무조건 담배를 피우고 싶다'고 하는 패닉과도 비슷한 기분이다. 피우지 않는 사람은 이런 기분을 맛보지 않는다. 최악의 원인은 공포심인데 금연을 하면 이 공포심은 제거된다.

내가 이런 사실에 마음을 열었을 때, 마치 눈앞에 잔뜩 끼어 있던 안개가 순식간에 말끔히 갠 것 같은 느낌을 받았다. 담배를 피우고 싶어 패닉에 빠졌던 것은 나의 약점도 담배의 마력도 아닌, 한 개비의 담배가 만들어 낸 올가미였다. 거기에 더해 한 대, 또 한 대 피우게 되는 담배가 패닉 감정을 없애는 것이 아니라 오히려 부추켜 일으키고 있었던 것이다.

또 주위에서 즐거운 듯이 담배를 뻑뻑 피우고 있는 흡연자들도 사실은 내가 맛본 것과 같은 악몽 속을 헤매고 있다는 것도 동시에 이해했다. 그들은 예전의 나만큼 지독한 중독자는 아닐지 모르지만 모두 스스로의 어리석음을 정당화하기 위해 쓸데없는 이유를 늘어놓고 있다.

자진해서 노예 생활을 감수하다니

흡연자는 보통 건강, 금전, 사회적 평판 등을 고려해서 금연하려고 한다. 그러나 애당초 피우게 된 동기가 무엇이든 흡연자의 실체는 가공할 마약으로 얼룩진 노예 생활 그 자체이다.

19세기 인류는 노예제도 폐지를 위해 피 흘리는 노력을 했다. 그럼에도 불구하고 아직도 자진해서 노예 생활을 하고 있는 사람들이 있다. 바로 흡연자들이다. 흡연자는 흡연 가능한 장소에서는 '담배를 끊고 싶다'라는 평소의 마음을 잊어버리는 것 같다. 대부분의 경우, 흡연을 그다지 즐기지 않을 뿐만 아니라 담배를 피우는 것조차 의식하지 못한다. 잠시 피우지 않고 있을 때에 한해(아침에 막 일어났을 때라든지, 식사를 막 끝냈을 때라든지) 흡연은 즐겁다는 착각에 빠지는 것이다.

담배가 소중하게 여겨질 때는 피울 양이 줄어들고 있을 때나 금연을 하고 있을 때, 또는 성당, 교회, 병원, 슈퍼마켓, 극장, 지하철 등 사회적으로 흡연을 허용하지 않는 장소에 있을 때뿐이다. 친구나 잘 모르는 사람의 집을 방문했을 때 "담배 좀 피워도 되겠습니까?" 하고 양해를 얻던 시대는 이제 먼 과거의 일이 되어 버렸다.

요즘에는 어떤 집을 방문하면 꽁초가 놓여 있는 재떨이가 있는가 없는가를 먼저 필사적으로 찾지 않으면 안 된다. 재떨이가 보이지 않으면 담배를 피우고 싶은 욕구를 꾹 참는다. 만일 도저히 참을 수가 없어 허락을 얻으려고 하면 "정 못 참으시겠다면…" 이라든가 "냄새가 집에 배기 때문에 조금만 더 삼가해 주시기 바랍니다"라는 대답이 돌아오기 일쑤다.

이미 벌써 식은땀을 흘릴 수밖에 없는 불쌍한 흡연자는 이런 대답을 들으면 창피해져서 쥐구멍이라도 있으면 어디라도 머리를 처박고 싶어질 것이다.

불안으로부터 스스로를 속이는 가엾은 사람들

되돌려 생각해 보면 성당은 나에게 있어 언제나 괴로운 장소였다. 내 딸의 결혼식에서조차, 정말은 위엄 있는 아버지의 역할을 다하지 않으면 안 되는데도 내가 마음 속으로는 무엇을 생각하고 있었다고 추측하는가?

'이제 조금만 더 참으면 돼. 그러면 밖으로 나가 한 대 피울 수 있겠지.'

성당과 같은 장소에서의 흡연자의 행동거지는 흡연자의 심리상태를 아는 데 대단히 참고가 된다. 그들은 대체로 한 곳에 무리지어 있고 나누는 이야기도 언제나 비슷하다.

"어이구, 참느라 혼났네."

"예, 정말로. 이제 마음놓고 한 대 피웁시다."

"자, 담배가 없으면 제걸 피우시죠. 불 여기 있습니다."

그들은 담배에 불을 붙이고 연기를 길게 들이마시며 이렇게 말한다.

"우리들에게는 이런 즐거움이 있는데, 담배를 피우지 못하는 사람들은 이런 맛을 모르겠지요? 정말, 불쌍하게도…."

그러나 '비흡연자'라는 의미는 담배를 피우지 못하는 사람이 아니다. 피우지 않는 사람이다. 그리고 피우지 않는 사람들에게는 담배를 피워야만 얻을 수 있는 그런 즐거움 따위는 애당초 필요가 없다. 인간은 원래 의도적으로 스스로의 몸에 독극물을 집어넣도록 생기지 않았던 것이다. 게다가 피우지 않는 사람이 평생 유지하고 있는 평정, 자신감, 안정감을 흡연자는 흡연 중에 얻고 있다고 착각할지 모르지만, 담배를 피우고 난 후에는 유지되지 않는다는 사실은 참으로 가엾은 일이 아닌가? 담배를 피우지 않는 사람은 성당에서 딴 생각을 하는 일도 없이 인생을 언제라도 즐길 수 있다.

나에게는 다음과 같은 기억이 있다. 어느 겨울날 한참 볼링을 하고 있을 때, 나는 화장실에 가는 척을 하고는 숨어서 몰래 담배를 한 대 피우고 있었다(열네 살 소년시절의 이야기가 아니다. 40세 중년 회계사의 한심스런 이야기이다). 그리고 나서 게임으로 돌아왔건만 볼링은 더 이상 즐겁지 않았다. 시합이 얼른 끝나 담배를 여유있게 피울 수 있는 때가 빨리 왔으면 하고 무척이나 기다려졌기 때문이다. 당시 볼링은 내가 즐길 수 있는 유일한 방법인 동시에 최고의 취미였는데도 불구하고….

내가 금연을 하게 되어 가장 좋았다고 생각하는 것은 담배를 찾는 데 인생의 태반을 허비하는 비참한 노예 생활로부터 해방되어 내 삶 전체를 즐길 수 있게 되었다는 것이다.

담배를 피우는 당신, 잘 기억해 두기 바란다. 피우지 않는 사람의 집에 머물 때나 피우지 않는 사람과 함께 있을 때, 불안해져 마음을 쥐어뜯는 것은 비흡연자도 아니요, 흡연자인 당신도 아니다. 다만 나쁜 것은 흡연자의 마음 속에 기생하는 '작은 악마'라는 사실을…. 당신이 이 '작은 악마'가 마음 속에 깃들기를 허용하고 있기 때문에 흡연자가 된 것이다. 언제라도 이 '작은 악마'를 냉엄하게 추방하라. 그 순간 당신은 비흡연자의 빛나는 대열에 합류할 수 있다. 그 '작은 악마(세뇌된 마음)'가 그렇게 안쓰럽고 사랑스러운가? 버리기엔 너무나 미련이 남는가?

주당 만원을 절약하자

일생 동안 낭비하는 막대한 금전적 손해

몇 번이고 말하지만 금연이 어려운 것은 세뇌되어 있기 때문이다. 금연을 시작하기 전에 이 세뇌를 말끔히 씻어내면 당신은 금연이라는 목표달성에 훨씬 더 가까워질 수 있다.

'확고한 흡연자.' 내가 이름 지은 이 단어의 정의를 둘러싸고 때때로 격론이 벌어진다. 나의 정의로는 금전 낭비에 신경 쓰지 않는 사람, 담배가 건강을 해친다고 생각하지 않는 사람, 사회의 평판에 신경 쓰지 않는 사람을 말한다(아주 최근에는 이런 사람들도 많이 줄어들고 있기는 하지만).

나의 테라피에 오는 젊은 남성에게 내가 이렇게 말했다고 하자.

"담배를 사는 데 쓰는 돈이 아깝지도 않습니까?"

대부분의 흡연자들은 이 질문에 눈동자를 빛낸다. 만약 질문의 내용이 건강이나 사회적인 측면에 관한 것이었다면 불리한 입장에 서게 되었을 그들이, 그것과는 달리 금전에 관한 이야기이면,

"돈은 충분히 있어요. 게다가 일주일에 그저 만원에서 만 오천원 정도뿐인 걸요. 담배는 저의 유일한 취미이자 좋은 친구이며 즐거움이기 때문에 그 정도 지불할 가치는 충분히 있지요."

그가 하루에 20개비를 피우는 사람이라면 나는 이렇게 말한다.

"돈 걱정을 안 하다니 저로서는 도저히 믿을 수가 없군요. 그렇지만 다시 생각해 보세요. 일생에 수천만원이나 지불하게 되는 거예요. 게다가 담배로 인한 병원비와 약값까지 합한다면? 그만큼의 돈이 눈앞에 있다면 당신은 어떻게 하겠어요? 무얼 해보고 싶어요? 게다가 그 돈을 들여 얻은 것이라고는 갈수록 나빠지는 건강과, 잃어버린 자신감이나 용기, 그리고 일생 동안 입냄새나 갈색으로 찌든 이빨에 괴로워하는 노예 생활을 보내는 것뿐인데…. 걱정스럽지 않을 리가 있겠어요?"

특히 젊은이들은 담배가 평생이 걸린 문제라고 생각하지 않는다는 것을 이 대화에서도 잘 알 수 있다. 담배 한 갑의 값도

그리 만만치는 않다. 우선 일주일 분만 계산해 봐도 상당한 금액에 이른다. 드물게(특히 금연을 생각할 때) 일년 분을 계산해 보면 공중에 그냥 날려버리는 돈의 액수가 겁나게 느껴질 것이다. 게다가 일생 동안 허비할 금액을 계산해 본다면…, 생각조차 하고 싶지 않을 것이다.

그러나 이것도 깊이 생각해 볼 필요도 없이 '확고한 흡연자'는 이렇게 말할 것이다.

"금전 문제라면 걱정 없어요. 일주일 분이라고 해도 얼마 안 되잖아요."

이것은 마치 고급 자동차나 고가 백과사전을 판매하려는 할부 세일즈맨의 말투가 아닌가? 여기서 나는 이렇게 말한다.

"그렇다면 아주 중요하면서도 솔깃한, 당신에게 매우 이익이 되는 이야기를 해드리죠. 지금 나에게 200만원을 주세요. 그러면 당신이 죽을 때까지 매일 공짜로 담배를 한 갑씩 제공하도록 하죠."

만약 이것이 200만원으로 일생 동안 전기료를 대신 지불해 주겠다는 이야기라면, 그는 두말하지 않고 계약서에 본인 서명은 물론 나의 서명까지 그 자리에서 바로 받으려고 덤빌 것이다.

그렇지만 '확고한 흡연자(여기에서 주의해야 할 것은 이 사람은 지금의 당신처럼 금연하려는 사람이 아니라, 끊을 생각 따위는 눈곱만큼도 없는 사람임을 전제로 한다)' 중 단 한 사람도 이 제안을 받아들이는 사람은 없다. 왜일까?

테라피에서도 대부분의 사람들은 "돈 문제는 걱정하지 않아요"라고 말한다. 만일 당신도 같은 의견이라면 왜 돈 걱정을 하지 않는지 진지하게 생각해 보기 바란다.

일상생활에서는 아주 사소한 금액이라도 절약하기 위해 굉장히 애쓰면서 자기 몸을 더럽히는 데는 왜 수천만원이나 되는 돈을 허비하고 게다가 왜 그것을 걱정하지도 않는가?

사람은 보통 인생에서 일어나는 여러 가지 일들의 장점과 단점을 저울에 달아 그것을 분석하고 논리적으로 검토한 후, 결단을 내린다. 그 결단이 물론 결과적으로 잘못되거나 방향성 측면에서 어긋나는 경우도 있지만 적어도 그것은 논리적 추론의 결과로 내려진 결단이다. 담배를 피우는 사람이 흡연의 장점과 단점을 저울에 달았을 때, 결론은 명확하다.

"담배를 끊어라. 아니면 당신은 바보다."

그런데 바로 이런 결론 때문에 오히려 모두 담배를 피우는 것이다. 피우고 싶어서도 아니요, 피우려고 결단을 내렸기 때문도 아니다. 단지 담배를 끊을 수 없다고 생각하기 때문에 피우는 것이다.

불가사의한 일은 흡연자끼리 금연을 시도할 때는 '한 대 피울 때마다 벌금 만원' 하는 식으로 약속을 하면서도, 진짜 금연으로 절약할 수 있는 수천만원에 대해서는 그 효과를 느끼지 못하는 것이다. 이것은 흡연자가 세뇌당한 머리로 생각하고 판단하고 있기 때문이다.

담배 딱 한 개비의 값이 3천만원!

 잠깐 한 가지 사실을 똑바로 보기 바란다. 아주 질 나쁜 사슬인 흡연은 목숨과 연결되어 있다. 그 사슬을 끊지 않으면 일생 동안 계속 담배를 피워야 된다. 남은 인생 동안 담배에 얼마나 많은 돈을 퍼부어야 할지 한번 진지하게 계산해 보기 바란다. 금액은 개인별로 다를 테지만 여기서는 3천만원으로 잠정하기로 한다. 이제 곧 당신은 최후의 한 대를 피울 결심을 하게 될 것이다(그러나 아직은 아니다. 이 책의 처음 지시를 잘 기억하기 바란다). 그 직후 앞으로 계속 비흡연자가 되기 위해서는 다시 올가미에 걸리지만 않으면 된다. 즉, 다시 딱 한 대만 피우지 않으면 되는 것이다. 만약 다시 그 딱 한 대를 피우게 되면 그 한 대의 값은 3천만원임을 명심하라.
 만약 위의 사고방식이 사기라고 생각한다면 그것은 당신이 아직도 스스로를 속이고 있기 때문이다. 당신이 지나간 과거의 어느 때 일단 담배를 끊었었고 다시 딱 한 대를 피우지 않았다면 지금까지 얼마를 절약할 수 있었는지 계산해 보기 바란다.

만약 이 사고방식이 올바르다고 생각한다면 이렇게 상상해 보라. 내일 당신의 방에 3천만원의 상금을 받을 수 있는 당첨 복권이 놓여 있을 것이다. 당신은 기쁨에 겨워 공중으로 '펄쩍' 뛰어 오를 것이다. 그렇다면 내일이 아니라 지금 바로 그 기쁜 마음으로 뛰어오르기 바란다. 이제 곧 날이 새면 당신은 그 상금을 얻게 될 것이고 그밖에도 엄청나게 크고 많은 특전을 함께 누리게 될 것이니.

니코틴이 몸에서 이탈하는 기간 중에 '딱 한 대만' 이라는 유혹에 빠질지도 모른다. 그 때에는 그 한 대의 값이 3천만원(또는 당신이 계산한 금액)이나 된다는 것을 생각하면 참고 견뎌낼 수 있을 것이다.

앞에서 말한 "200만원으로 담배를 매일 공짜로 공급해주겠다"는 이야기를 나는 지금까지 수없이 TV나 라디오에서 제안해 왔었다. 그럼에도 불구하고 '확고한 흡연자' 중 어느 한 사람도 내 제안에 반응을 보이지 않았다는 것은 정말로 불가사의한 일이다. 내가 다니고 있는 골프 클럽에는 언제나 담뱃값 인상에 대해 바보 같은 불평을 하는 사람이 몇 있다. 그 바보 같은 불평을 들을 때마다 나는 그들을 조롱하지만, 지나치게 그들의 화를 돋구면 그 중 한두 사람이 홧김에 나의 제안을 받아들이지는 않을까 싶어 사실 남몰래 근심하고 있기도 하다. 간단히 계산해 봐도 내가 그들에게서 받는 돈보다 그들과의 약속을 지키기 위해 드는 돈이 엄청나게 더 많지 않은가?

그래도 당신 주위에 담배는 즐거움을 준다고 장담하면서 피우는 사람이 있다면, 그에게 "3년 분의 담배 대금을 선불해 주면 일생 동안 담배를 공짜로 공급해 주겠다는 바보 같은 녀석을 알고 있어요. 알려 드리죠" 하고 나를 소개해 주기 바란다. 어쩌면 내 제안을 받아들이려는 사람을 당신이 한 사람 정도는 알고 있지 않을까?

담배의 해독은 이미
몸 속으로 계속 퍼지고 있다

경고를 무시하고 죽음을 선택하겠는가?

담배에 세뇌되어 가장 큰 피해를 입는 것은 건강에 대한 스스로의 인식력이다. 흡연자는 담배가 건강에 미치는 위험성을 알고 있는 것처럼 보이지만, 사실 아무것도 알지 못하고 있다.

나 자신이 가장 좋은 예이다. 나의 흡연 습관은 머리가 언제 폭발해도 전혀 이상하지 않을 정도로 심각했다. 그렇게 되도 달리 방법이 없다고 할 상태에까지 이르고 있었지만, 그래도 '내 몸은 괜찮아' 라고 계속 스스로를 속이고 있었으니까.

그 무렵의 내가 담배 한 개비를 집어 들었을 때, 빨간 경고등이 요란한 빛을 내며 꺼졌다 켜졌다 하고 사이렌 소리와 함께 이런 경고가 울려 퍼졌다고 하자.

"좋아, 알렌! 이번이 마지막이다. 경고를 받아들인 것을 기뻐해라. 그러나 정말 최후의 한 개비이다. 너의 몸은 지금까지는 어떻게든 어려운 고비를 넘어왔다. 하지만 이 최후의 한 개비 이후에 다시 한 대를 더 피운다면, 그 때는 너의 머리가 폭발하고 말 것이다!"

자, 내가 그 한 개비에 불을 붙였다고 생각하는가? 대답에 자신이 없는 사람은 다음 장면을 상상해 보기 바란다.

교통량이 많은 큰 거리의 보도에 검은 안대로 눈을 가린 당신이 서 있다고 하자. 담배를 피우려면 차들이 다니는 길을 건너 맞은 편 보도로 가야 한다. 자, 당신은 그 자리에서 담배를 끊을 것인가, 아니면 눈을 가린 채로 길을 건너가 담배 한 대를 피울 것인가? 이 두 가지 중에서 한 가지를 선택해야 한다면, 당신은 어떤 것을 고를 것인가? 대답은 이미 정해져 있지 않은가?

그러나 내가 선택한 것은 모든 흡연자가 선택했던 것과 같이 마음을 닫고 그 질문에 응답하기를 거부하고 현실을 회피하며 "어느 날 아침 눈을 뜨면 갑자기 담배가 싫어지게 해주소서!"라고 기도하는 것뿐이었다. 흡연자는 피상적으로는 건강에 대한 흡연의 위험성에 대해 심각하게 생각하는 것처럼 보이지만, 실행으로 연결될 수 있을 만큼 진지한 검토 따위는 하지도 않는다. 혹 '담배는 즐거운 것이야'라는 환상이 사라져 버리는 게 두려워서는 아닐까?

이렇게 생각해 보면 흡연자가 '매일 40개비씩 피우고도 80세까지 살았던 이웃집 아저씨'의 이야기를 할 때, 그 그늘에서 한창 일할 나이에 담배가 원인이 되어 죽어간 몇천 명이나 되는 사람들의 존재를 무시하는 이유도 알 수 있다.

나는 테라피를 통해 일주일에 여섯 번은 환자(특히 젊은 사람)들과 다음과 같은 대화를 주고받는다.

나 : "왜 담배를 끊고 싶습니까?"
환자 : "돈이 없어서요."
나 : "몸은 걱정되지 않습니까"?
환자 : "아니요, 당장 내일 버스에 치어 죽을지도 모르는데요."
나 : "당신 스스로 버스에 뛰어 듭니까?"
환자 : "그따위 바보 같은 짓을 누가…."
나 : "길을 건널 때 좌우를 살피지 않습니까?"
환자 : "물론 살펴봅니다."

말 그대로이다. 흡연자도 버스에 치이지 않도록 주의를 기울인다. 운이 나빠 버스에 치이는 사람은 극히 일부이다. 하다 못해 이렇게 길을 하나 건널 때에도 조심을 하는데, 불치의 병에 걸릴 위험이나 확률이 매우 큰 담배를 조금도 거리낌없이 걱정조차 하지 않고 피우는 것을 보면 모두 어느 정도 세뇌되어 있는지 짐작할 수 있다.

　유명한 영국인 골퍼로 이런 사람이 있었다. 그는 항공 사고에 대한 우려로 비행기를 극도로 꺼려 미국에서 벌어지는 대회는 포기할 정도였다. 그런 그도 골프 코스에서는 체인 스모커였다. 비행기는 뭔가 조금이라도 이상이 발견되면 이륙을 금지당하므로, 비행기 사고로 죽을 확률은 극히 적다. 그러나 담배의 경우 25%나 될 정도로 위험 발생 확률이 높은데도, 그는 그것을 감수하면서 조금도 신경 쓰지 않았다.

　담배에서 얻을 수 있는 이익은 무엇일까? 전혀 아무것도 없다! 또 한 가지, 흡연자가 믿고 있는 신화, 기침만 나오지 않으면 몸에 이상이 없다?

　이런 판단은 완전히 잘못된 것이다. 기침은 폐에서 이물질을 배출하기 위한 생리적인 안전 기능이다. 기침 그 자체는 병이 아닌 단순한 증상일 뿐인 것이다. 기침은 발암성 타르나 다른 독소를 폐로부터 배출해 내려는 증거이다. 기침으로 나오지 않으면 타르와 독소는 폐에 잔류하여 암의 원인이 된다.

　구입한 지 얼마 되지 않은 새 자동차에 녹이 슬었는데도 아무 조치도 취하지 않는다면 그것은 정말 바보 같은 짓이다. 그렇게 내버려두는 동안 녹은 조금씩 번져나가 나중에는 자동차

전체가 녹슬어 제 기능을 하지 못하게 될 것이다.

   당신의 몸은 인생의 여정에서 당신을 태우고 달리는 자동차와 같다. 흡연이란 인생을 달리기 위한 자동차에 녹이 스는 것을 허용하고 아무런 조치를 취하지 않음으로써 자진하여 그 자동차를 파괴하는 행위와 같다. 그런데 기억해야 할 것은 그 자동차는 일생에 단 한 대밖에 주어지지 않는다는 것이다.

죽을 때 후회하면 너무 늦다

   당신은 현명해야 한다. 담배를 피울 필요가 있기는 한 걸까? 게다가 담배는 아무런 도움도 되지 않는다! 이 사실들을 제발 잊지 말기 바란다.

   극히 한 순간만이라도 좋으니 현실을 정확히 응시하기 바란다. 만일 다음에 피우는 담배 한 대로 확실하게 암에 걸린다고 한다면 당신은 그 한 대를 피우겠는가? 병에 걸린 자신의 모습을 상상하기 어렵다면, 대신 암 센터에서 언제나 고통스러운 테스트나 방사선 치료를 받지 않으면 안 된다고 상상해 보기 바란다. 더 이상 미래에 대한 설계 따위는 생각조차 할 수 없게 된다. 당신의 가족은, 사랑하는 사람들은 어떻게 될 것인가? 생각할 수 있는 건 오직 '죽음' 뿐이다.

테라피에는 이미 이런 상황에 빠진 사람들도 온다. 이런 사람들도 예전에는 당신과 마찬가지로 자기가 병에 걸리리라고는 상상도 하지 않았었다. 괴로운 것은 병만이 아니다. 순전히 스스로의 책임으로, 100% 자기 탓으로 병에 걸렸다는 사실이 더욱 고통스럽다. '죽음을 향해 내려가는 엘리베이터의 버튼을 누르고 말았다!' 라는 사실을 알아차렸을 때의 그들의 기분을 상상해 보라. 바로 이 시점에서 세뇌의 사명은 완수된 것이다. 흡연자는 이 때 비로소 흡연이란 무엇인가, 어떤 결과를 가져오는가를 뼈저리게 알게 되는 것이다. 그 다음부터는 이렇게 후회하면서 인생의 종말을 향하게 될 것이다.

"왜 담배를 피우지 않으면 안 된다고 내 스스로를 속여 왔을까? 한 번만 더 인생을 다시 살 수 있는 기회가 주어진다면…."

그러나 아직 절망에 빠질 필요는 없다. 이 책을 보고 있는 당신만큼은 아직 기회가 있다. 자신을 속이는 짓은 이제 그만 두자. 흡연은 단지 연쇄 반응이다. 그것도 아주 악질적인 악순환 말이다. 다음의 한 대를 피우면 그것이 또 다음의 한 대로 연결되고 그리고 또 다시 한 대…. 이런 연쇄 반응이 당신에게 일어나고 있는 것이다.

그런데 나는 이 책의 서두에 '나의 금연법은 쇼크 요법이 아니다' 라고 분명히 말했다. 결연히 금연을 결심한 사람에게는 이제부터의 이야기도 쇼크로 받아들여지지 않을 것이다. 그러나 나의 금연법에 여전히 의문을 느끼고 있는 사람은 이 장은 여기서 읽기를 멈추고, 나머지 다음 장을 다 읽은 다음 다시 돌아와 마저 읽기를 권한다.

이미 폭탄의 도화선에 불이 붙었다

그러면 본론으로 돌아가자. 흡연이 건강에 미치는 해독에 대해서는 엄청난 데이터가 책이나 자료를 통해 나돌고 있다. 그러나 흡연자는 담배를 끊으려고 결심하기 전까지 그런 데이터는 아예 거들떠 보지 않는다.

흡연자는 담배로 인한 피해를 하늘에 운을 맡기는 지뢰를 밟을 확률과 같다고 생각하고 있다. 그러나 여기서 확실히 생각해 둬야 할 것은 담배의 해독은 이미 당신의 몸 속으로 퍼져 나가기 시작했다는 것이다. 담배를 한 모금 피울 때마다 발암성 타르가 폐로 스며든다. 그리고 암은 담배가 원인이 되어 일어나는 사인(死因) 넘버원이다. 그밖에도 동맥 경화, 폐기종, 협심증, 혈전증, 만성기관지염, 천식 등도 담배가 원인인 질병이다.

흡연자들은 담배와 병의 관련성이 지나치게 과장되어 있다고 생각하고 있는 것 같다. 어쨌거나 담배가 서양에서 가장 많이 사인으로 거론되고 있음은 틀림없는 사실이다. 담배에 기인하는 병으로 사망하더라도 직접적이지 않은 경우에는 통계처리상 밝혀지지 않을 뿐이다.

또, 최근 통계를 보면 주택 화재의 44%가 담배가 원인이라고 한다. 대부분의 교통사고도 운전을 하던 도중 담배에 불을 붙이려고 한 순간 방심한 사이에 일어나고 있지 않은가?

나는 보통 자동차를 운전할 때는 신중한 편이지만, 지금까지 죽음에 가장 근접했던 적은(흡연하던 때를 제외하고) 운전하면서 씹는 잎담배를 둘둘 말려고 했을 때였다. 운전 중 기침을 하다가 불붙은 담배를 떨어뜨린 적도 몇 번이나 있었다. 그럴 때마다 담배는 대개 운전석과 조수석 사이의 틈새로 떨어져 처치하기가 아주 곤란했었다.

또 자동차를 운전하는 흡연자라면 누구나 경험했겠지만 한 손으로 운전하면서 다른 한 손으로 담뱃불을 붙이거나, 담배를 차내 재떨이에 내려놓거나, 담뱃갑을 주머니에 넣고 꺼내는 행동은 대형 사고를 불러일으킬 수도 있는 대단히 위험한 일이다.

100층 빌딩 꼭대기에서 아래로 떨어지면서 50층을 지날 무렵 '아직은 괜찮아'라고 생각하는 것…, 이것이 바로 흡연자들의 정신상태이다. 지금까지 어떻게든 어려움을 비켜올 수 있었기 때문에 '요것 한 개비 정도'라면 괜찮다고 안심해 버리는 것이다.

당신은 흡연을 단지 '습관' 정도로 생각해서는 절대 안 된다! 그 정체를 다른 관점에서 보면 '당신의 일생을 옥죄는 쇠사슬'과 같다. 이 한 개비는 다음의 한 개비를 부른다. 처음으로 피우는 담배는 마치 폭탄의 도화선과 같은 것이다. 도화선의 길이는 아무도 모른다. 담배를 한 개비씩 피울 때마다 당신은 한 걸음 한 걸음씩 곧 폭발할 폭탄에 가까이 다가가는 셈이다. 다음의 한 개비가 마지막 한 개비가 되지 않으리라고 누가 장담할 수 있겠는가?

담배를 피우면 피울수록 피로감도 쌓인다

흡연자의 대부분은 담배가 폐를 망가뜨린다는 사실은 알고 있어도 피로감을 불러일으킨다는 사실까지는 잘 알지 못하는 것 같다.

흡연을 하면 폐뿐만 아니라 몸 속의 혈관도 니코틴이나 일산화탄소 등의 독소로 가득 채워지므로 산소나 영양소가 온 몸에 골고루 흘러 퍼지지 못하게 된다. 때문에 신체 기능은 저하되고 무기력감이 늘어나게 되며 병에 대한 저항력도 떨어지게 되는 것이다.

그러나 이런 변화는 대단히 완만하게 이루어지므로 흡연자 자신도 눈치채지 못한다. 나도 10대에는 대단히 건강한 소년이었지만, 그 이후 30여 년 간은 항상 피곤한 상태였다. 그래서 그 때는 '활력이 넘치는 것은 10대까지이구나'라고 생각했었다.

그러던 것이 금연한 결과 갑자기 활력이 돌아와, 지금은 몸을 움직인다는 것이 너무나 가볍고 즐겁다.

  담배로 몸을 학대하여 활력을 잃게 되면 스포츠나 오락의 기회를 피하게 되든지 폭음이나 폭식을 하게 되는 등, 일상생활에 악영향을 끼치게 됨을 명심해야 한다.

담배 그 자체가 만들어 내는
지속적인 불안감

 담배를 피우면 마음이 안정된다고 많은 흡연자들은 입을 모아 말한다. 그러나 사실은 그렇지 않다. 이것은 흡연에 관한 오해 중 가장 잘못된 오해이다. 금연으로 얻을 수 있는 가장 큰 이익은 지속적으로 맛보는 불안감 때문에 더이상 괴로워하지 않고 지낼 수 있게 된다는 것이다.
 "밤늦은 시간, 담배가 다 떨어졌다는 것을 알게 되었을 때 맛보는 불안감은 담배 자체가 만들어 내고 있다"고 하면 흡연자들은 좀처럼 믿으려 하지 않는다. 하지만 피우지 않는 사람은 그런 불안감을 전혀 느끼지 않는 것으로 보아 그것은 분명히 담배가 만들어 내고 있음에 틀림없다.

 담배를 끊기 전에는 누구나 금연의 이점에는 그다지 관심을 보이지 않는다. 나 자신도 담배를 끊고 몇 개월이나 지난 다음에야 비로소 금연 희망자와의 대화를 통해 금연에는 정말로 많은 이점이 있다는 것을 알게 되었다.

담배를 피우던 33년 간 나는 건강진단을 철저히 피했다. 담배 때문에 어떤 병의 조짐이 나타날 것은 자명했고 그 사실에 직면하는 것이 두렵고 싫었기 때문이었다. 생명보험에 가입할 때도 건강진단을 받지 않는 대신 높은 보험료를 내는 쪽을 선택했을 정도였다. 그만큼 병원을 기피했고 의사는 물론 치과의사에게도 가지 않으려고 발버둥쳤다.

또 내가 나이를 먹고 있다는 것을 생각하면 소름이 쫙 끼쳤다. 연금이나 그밖의 잡다한 문제 따위는 생각하고 싶지도 않았다. 당시 나는 이와 같은 내 성격을 흡연과 연결해서는 생각해보지도 않았었다. 그러나 마침내 담배를 끊어보니 마치 악몽에서 깨어난 것처럼 나를 둘러싼 온 세상이 밝아졌다. 지금은 설레는 마음으로 매일매일이 기다려질 정도이다.

물론 내가 살아가는 동안에는 불쾌한 일도 있을 것이고 일상적인 스트레스나 긴장도 느껴지겠지만, 그것과 정면으로 맞서려는 자신감이 붙은 건 정말 멋진 수확이다.

또 건강, 에너지, 자신감과 같은 것은 즐거운 때를 보다 더 즐겁게 해준다. 자신감에 가득 찬 생활, 그것은 금연을 해야만 비로소 얻을 수 있다. 지금은 비록 흡연자일지라도 금연을 하는 순간부터 당신도 물론 그것을 얻을 수 있다!

마음 속 깊이 숨어 있는 불길한 그림자

흡연자는 모두 흡연의 어리석음을 알고 있으면서도 담배가 가지고 있는 나쁜 면에 대해서는 눈을 가리고 있다. 흡연자는 거의 무의식적으로 담배를 입으로 가져가지만 마음 깊은 곳에는 불길한 검은 그림자가 숨어 있다.

그러나 이 검은 그림자도 언제까지나 숨어 있지만은 않다. 의식의 표면에 갑자기 불쑥 얼굴을 내밀 때도 있다. 예를 들어, 담배 광고에 곁들여진 경고문을 보았을 때, 기침이 멈추지 않을 때, 가슴에 통증이 스쳐갈 때, 자녀나 가족이나 친구가 담배 연기나 냄새, 담뱃재 등으로 불쾌한 얼굴을 할 때 등이다. 또 치과에 치료를 받으러 갔을 때나 연인과 키스할 때, 피우지 않는 사람과 이야기할 때도 입냄새나 지저분한 이빨이 마음에 걸려 난처한 느낌이 머리를 쳐들게 된다.

그럴 때에는 자존심이 구겨지고 담배를 피우는 자신에게 자기 혐오가 느껴지기도 한다.

이 증오할 수밖에 없는 난처한 느낌으로부터 해방되는 멋진 기분, 더 이상 담배를 피울 필요가 없음을 느낄 때의 기쁨은 이루 다 설명할 수 없을 정도이다.

여기까지 나는 금연에 얼마나 많은 이점이 있는가를 설명했다. 그러나 담배를 피우는 사람과 피우지 않는 사람에 대해서는 공평해야 하므로 다음 장에서는 흡연의 이점에 대해 거론해 보려고 한다.

흡연의 이점

다음 페이지를 보시오.

무언가 기대를 했겠지만,
불행히도 흡연의 이점 같은 것은
눈곱만큼도 없다!

정신력으로 끊으려 하지 말라

'금연은 참 힘들다.'

이것이 금연에 대한 사회의 통설이다. 일반적인 금연 테라피는 대개 금연의 어려움을 설명하면서 시작한다. 그러나 금연은 정말 바보스러울 정도로 간단하다. 이렇게 말하면 '정말일까?' 하고 의심할 거라는 것도 잘 알고 있다. 그러나 잠깐만 진지하게 생각해 보자.

금연은 담배를 피우지 않으면 된다. 누가 당신에게 담배를 피워야만 한다고 강요하지도 않았을 뿐더러, 담배가 먹는 것이나 마시는 것처럼 살아가기 위해 반드시 필요한 것도 아니다. 그런데도 막상 금연하려고 하면 왜 이렇게 어려운 것일까?

정신력으로는 절대 끊을 수 없다

 금연이 어렵게 느껴지는 이유는 담배를 '정신력'으로 끊으려 하기 때문이다. 정신력에 의한 금연법이란 담배를 피우는 사람에게 심리적 부담감을 가하여 담배를 끊게 하는 방법이다. 자, 그러면 이 '정신력에 의한 금연법'에 대해 자세히 살펴 보자.

 '담배를 피우자'고 결심하여 흡연자가 된 사람은 아무도 없다. 처음 2~3개비는 단지 시험삼아 피워봤을 정도이고, 그것도 너무나 지독한 맛 때문에 도저히 중독되지 않을 것이라고 확신도 했을 것이다. 어쩌면 처음에는 '나말고도 피우는 사람들이 많이 있으니까' 혹은 '교제상 필요할 것 같으니까' 한번 피워 보자는 정도의 생각이었을 것이다. 그런데 그랬던 것이 자기도 모르는 사이에 정기적으로 담배를 사게 되고, 피우고 싶을 때만 피우는 것이 아니라 일상적으로 피우게 되었다!
 그 무렵에는 아직 '피우지 않고는 도저히 배길 수 없어서 피우는 것이 아니라, 맛있으니까 피운다'는 환상을 안고 있었기 때문에, 스스로가 중독에 빠져 버렸다는 것을 알아차리기까지는 상당한 시간이 걸린다. 게다가 누구라도 지독한 중독에 빠지기 전에 대체로 한두 번은 금연을 시도해 본다. 그리고 나서야 비로소 금연의 어려움을 눈치채게 된다.

그 계기는 보통 금전이나 건강 때문이다. 하여튼 어떤 이유가 되든 흡연자는 걱정거리가 생기면 스트레스가 쌓이게 된다. 스트레스가 쌓여 마침내 금연을 시도하면 이번에는 작은 악마가 참지 못하고 먹이를 요구한다. 여기서 딱 한 대만 피우고 싶다는 유혹과 부닥치게 되지만 단호하게 참지 않으면 안 된다.

이렇게 하여 흡연자는 '스트레스, 작은 악마의 유혹, 인내'라는 3중의 고통을 맛보게 되는 것이다. 그리고 잠시 지독한 고문과 같은 고통을 맛본 다음, '담배를 줄여보자'라든지 '금연을 시도한 시기가 안 좋았다'라든지 '스트레스가 일단 진정된 다음에 다시 금연을 시도하자'라고 타협하게 된다. 그러나 일단 스트레스가 진정되면 금연의 필요성도 사라져버려 흡연자는 다시 스트레스가 쌓일 때까지 금연에 대해 까맣게 잊어버린다.

사람은 나이를 먹음에 따라 스트레스가 늘어나면 늘어났지, 줄어드는 경우는 없다. 부모의 보호에서 벗어나 가정을 갖고, 주택 융자금을 갚고, 자녀가 태어나고, 직장에서 일에 대한 책임도 무겁게 되고…. 이런 일련의 커다란 일들이 끊이지 않고 계속 이어지므로 스트레스가 없는 금연을 할 수 있는 절호의 기회 같은 건 결코 찾아오지 않는다.

또 담배 자체가 스트레스를 증가시키는 원인이기도 하므로 흡연자가 스트레스를 줄인다는 것은 더욱 더 무리한 일이다.

거기에 니코틴 섭취량까지 늘어나면 피로감도 늘고 결국 담배가 마음의 의지가 된다는 환상도 더욱 강화된다.

몇 번인가 금연에 실패한 사람은 "어느 날 아침, 잠에서 깨어났을 때 다시는 담배를 피우고 싶지 않게 되었으면…" 하고 실현되기 어려운 헛된 희망을 가져보기도 한다. 이것은 "잠시 아주 심한 감기에 걸렸었는데 다 낫고 난 다음부터는 신기하게도 담배를 더 이상 피우고 싶은 생각이 없어졌어요"라고 이야기를 하는 사람이 때때로 있기 때문이다.

그러나 그 말을 순진하게 믿어 속아넘어가서는 안 된다. 금연이 그 정도로 간단할 리 없다. 그 사람은 원래 금연하려고 결심하고 있었고 감기는 단지 그 발판이 되었을 뿐이다.

담배를 '너무나 간단하게' 끊을 수 있었다는 사람도 실제로는 어떤 커다란 쇼크를 받은 것이 계기가 되었을 경우가 많다. 가까운 친척이 담배가 원인이 된 병으로 세상을 떠났다든지, 스스로도 더 이상 미룰 수 없는 위급한 지경에 이르렀다든지….

"어느 날 문득 담배를 끊어 볼까 하고 생각하자 바로 끊게 되었지요. 전 그런 사람이에요"라고 으스대며 말하는 것은 누구나 간단하다. 그러나 절대 속아넘어가서는 안 된다. 그 뒤에는 수많은 시행착오와 피눈물나는 노력이 있었으리라는 것을 당신은 알아야 한다. 진지하게 노력하는 자세 없이는 절대 금연을 실현할 수 없다.

'금연은 어렵다'는 완고한 믿음

그렇다면 '정신력 금연법'이 왜 어려운가? 이유는 또 있다. 흡연자 대부분은 현실에서 눈을 돌린 채 너무나 쉽게 '내일부터는 반드시 끊을 거야'라고 다짐한다. 그리고는 일단 금연하지만 곧 실패한다. 그러니 당연히 금연은 어렵다고 느껴지게 된다. 그래도 당신은 때때로 무엇인가가 계기가 되어 또다시 금연을 결의할 것이다. 그 계기는 건강, 금전, 사회적 평판일지도 모르고, 지독한 기침이 나와 '이번에는 정말 안되겠는데…'라는 생각이 들었기 때문인지도 모른다.

이유가 무엇이든 당신은 현실을 직시하고 흡연의 이점과 단점을 비교해 볼 것이다. 그러면 너무나 잘 알고 있어서 오히려 간과했던 내용을 확인하지 않을 수 없게 된다. 즉, 냉정하게 비교하여 판단한 결과는 '금연' 밖에 없다. 흡연의 이점 따위는 아무리 찾아봐도 없기 때문에.

그런데 금연이 훨씬 더 좋다는 것은 알고 있어도 그 때문에 희생을 치르지 않으면 안 된다고 느끼기 쉽다. 여기서의 희생이란 환상에 지나지 않지만 그 환상의 힘은 거대하다. 왠지는 모르지만 일이 잘 풀릴 때나 아니거나 간에 담배가 자신을 도와주고 있다는 생각이 드는 것이다.

금연을 시작하기 전의 흡연자의 머리는 이미 사회에 세뇌되어 있고 니코틴 의존증이 그것을 더욱 다그치고 있다. 게다가 금연은 어렵다는 다른 사람의 경험담으로 인해 더욱 강력하게 세뇌되어 버린다.

 몇 개월이나 금연하고 있지만 다시 피우고 싶어 죽겠다는 이야기, 금연에 성공해서 아직까지 참고는 있지만 그래도 계속 담배를 피우고 싶다고 하소연하는 이야기, 몇 년 동안 담배 없이 행복하게 살고 있었는데 딱 한 대 다시 피우자마자 바로 중독이 되어 그 후로는 절대 끊을 수 없게 되었다는 이야기, 흡연의 해독으로 병이 말기 상태까지 진행되어 몸이 완전히 피폐해졌다는 환자의 이야기, 아무리 봐도 담배를 즐기는 모습이 아닌 데도 계속 피우고 있는 흡연자의 이야기…. 당신도 이와 같은 경험들을 몇 번인가 겪은 적이 있을 지도 모른다.

 이런 이야기를 들으면 거대한 에베레스트에 홀로 맞서는 것과 같은 아득하고 어두운 기분 때문에 위축감을 느끼며 금연을 시작하지 않으면 안 된다. 또, 친구나 가족에게 "이제부터 금연하기로 했어요. 몇 주정도 기분이 나쁘게 되어 엉뚱한 짓을 할지도 모르지만, 잘 참아 주길 바래요"라고 말하며 뜬금 없이 머리를 조아리는 사람도 있는 등, 아직 금연을 시작도 안 한 상태인데도 비장한 기분이 되어버린다.

금연 동기는 잊어버리고
피우는 이유만을 찾는다

'정신적 금연법'으로 2~3일 담배 없이 지낼 수 있었다고 하자. 폐의 오염도는 급속하게 개선될 것이며 담배를 안 사도 되므로 주머니에는 평상시보다 많은 돈이 남아 있을 것이다.

그러나 동시에 본래의 금연 동기도 머릿속에서 급속히 사라져 간다. 마치 운전 중에 대형 사고를 목격하게 되면 잠시동안은 속도를 줄이지만 약속 시간에 늦을 것 같다는 데 생각이 미치면 모든 것을 잊고 액셀러레이터를 마구 밟아대듯이.

정신력으로 금연하려는 동안에 심리적인 초조감은 사라지지 않지만 신체적인 통증은 느껴지지 않는다. 설사 느낀다 해도 대단치 않아서 일을 쉰다든지 실망한다든지 할 필요 없이 그냥 웃어 넘길 수 있을 정도이다.

정신력 금연법을 하는 도중 끊임없이 느끼는 것은 바로 '담배를 피우고 싶다' 이다. 그러나 그것을 느끼게 되면 끝장이다. 왜냐하면 그 순간 몸 속의 작은 악마가 마음에 커다란 악마를 만들어 내기 때문이다. 게다가 최근 2~3일 간 아니, 2~3시간 전만 해도 금연해야만 하는 이유를 늘어놓던 사람이 이번에는 다시 피워야만 하는 핑계를 찾기 시작하기 때문이다.

예를 들면,

첫째, 인생은 짧고 어떤 일이 일어날지 아무도 모른다. 내일 버스에 치어 죽을 지도 모르고 나도 모르고 있는 병이 있어 이미 손쓸 시기를 놓쳐 버렸는지도 모른다. 게다가 최근에는 무엇이든 암의 원인이 된다고 온 세상이 떠들썩하기까지하다.

둘째, 금연시기가 좋지 않았다. 크리스마스까지, 휴가가 끝날 때까지, 이 스트레스가 일단 사라질 때까지 기다리자.

셋째, 담배를 피우지 않으면 집중할 수 없다(초조감이 생긴다, 기분이 나빠진다, 일이 진척되지 않는다). 그렇게 되면 결국 친구나 가족에게 폐를 끼치게 된다. 가까운 사람들에게 폐를 끼치는 일은 절대 안 된다. 이런 일을 방지하기 위해서라도 내가 다시 담배를 피워야 한다. 나 때문에 남에게 폐를 끼쳐서야 되겠는가? 그리고 무엇보다 이미 담배 애용자가 되어버렸기 때문에 이제 담배 없이 즐겁게 지내기란 완전히 불가능하다(나도 이렇게 말하면서 33년 동안이나 피워왔지만…).

여기까지 오면 당신의 판정패이다. 담배에 불을 붙이게 되는 것이다. 그러면 작은 악마가 당당하게 먹이를 얻어먹게 되어 갈망이 충족된다. 한편 오랫동안의 금연 후에 피워보는 한 개비는 아주 지독한 맛이 나므로 왜 이런 것을 다시 피우려고 했는지 스스로도 이해할 수 없게 되어 정신분열 증세가 높아진다. 그래서 당신은 스스로를 정신력이 약한 사람이라고 생각하게 되는 것이다.

그러나 실제로 정신력이 약할 리가 없다. 단지 담배에 대한 생각이 바뀌었을 뿐이다. 그것은 '비참한 기분이 드는 인생이라면 건강해도, 돈이 많아도 의미가 없다. 비참한 긴 인생보다 짧고 즐거운 인생이 훨씬 낫다'라고 하는 최근의 사회풍조에 비춰보면 타당한 결심이라고 할 수 있을 지도 모른다.

그러나 다행히도 그것은 사실이 아니다. 당신이 이 훌륭한 말-비참한 긴 인생보다 짧고 즐거운 인생을 택하는 쪽이 훨씬 낫다-을 담배에 적용하는 한, 그것도 완전히 왜곡된 의미로.

여기서 나는 당당히 선언한다. 담배 없는 인생이 절대적으로 즐겁다고. 나는 33년 간이나 담배 없는 인생은 비참하다는 잘못된 생각을 믿어 의심치 않고 담배를 피웠다. 만일 그것이 사실이라면 나는 지금도 담배를 피우고 있어야만 할 것이다(아니, 벌써 이 세상에 살아남아 있지도 못했을 것이다).

금연했을 때 느끼는 비참함은 신체적 금단현상과는 전혀 관계없다. 진정한 고통은 마음 속에 있고 그것은 의심과 불안감에 의해 일어나게 된다.

즉, 희생심을 가지고 금연을 시작하므로 상실감을 맛보는 것이며, 그것이 일종의 스트레스를 일으키는 것이다. "한 대 피우고 싶지?"라고 누가 당신의 귀에 속삭이는 소리가 들리는 것은 스트레스가 쌓여 있을 때이다. 금연을 하자마자 피우고 싶어지는 것도 바로 그 때문이다. 그래도 금연을 벌써 시작했으므로 그 한 개비를 피울 수는 없다. 그래서 마음은 더욱 우울해지고 이중으로 고통을 느끼게 된다.

영원히 담배의 저주로부터 헤어나지 못한다

또 하나, '무엇인가 일어나기를 기다리는 것,' 이것도 금연을 어렵게 한다. 만일 당신의 목표가 자동차 면허를 취득하는 것이라고 한다면 시험에 합격한 시점에서 목표는 달성된다. 그러나 '정신력 금연법' 의 경우, '담배 없이 보내는 기간을 충분히 가져야 피우고 싶은 기분이 사라지는 것을 느끼게 될 것이고 따라서 비로소 금연했다고 할 수 있다' 라고 하면서 금연을 시도한다. 이래서야 언제 목표를 달성했는지 알 수 있겠는가?

무엇이 일어나기를 기다려 봐도 아무것도 일어나지 않으므로 목표를 달성할 수가 없다. 아니, 무엇이 일어날 것이라고 기대하는가? '그래, 그동안 잘 참았다. 바로 지금부터 너는 금연자이다' 라고 선언하는 하느님의 음성이라도 들려오기를 기다리는가? 아니면 '이 순간부터 너는 금연자이다' 라고 알려주는 어떤 빛나는 환시라도 기대하는 것인가? 그것도 아니라면 '이것으로 금연자임을 확인하노라' 하며 온 몸이 뜨거워지는 체험이 내려지기를 바라는가?

　마지막 한 개비를 피운 시점에서 당신은 이미 담배를 끊었으므로 아니, 금연 상태에 들어갔음으로 아니, 금연자가 되었으므로 당신은 금연자이다. 당신은 금연자의 의식을 가지면 되는 것이다. 무엇이 일어난다면, 그것은 바로 당신이 담배에 언제 굴복하는가 하는 일일뿐이다.

　이미 설명한 대로 금연 때문에 느끼는 고통은 심리적인 불안감에 기인한다. 신체적 고통은 전혀 없다. 그러나 이 불안감이 미치는 영향은 적지 않아, 금연한 후의 마음은 비참함으로 가득 찬다. 담배를 잊어버리는 것은 고사하고 담배에 종종 얽매여 구속받게 된다. 그리고 마음은 의심과 공포로 가득차게 된다.

　"담배에 대한 이 갈망은 언제까지 계속 될까?"
　"다시 행복한 기분을 느낄 수 있을까?"
　"식사도 맛있게 할 수 있게 될까?"
　"어떻게, 무엇으로 이 스트레스를 해소하면 좋을까?"
　이렇게 현실을 한탄하고 있으면 오히려 담배는 점점 더 귀중한 존재가 되어 버린다. 또 금연하면 실제로는 무엇인가 일어나고 있기는 하지만 본인은 그것을 알아차리지 못한다. 니코틴 없이 3주만 참을 수 있다면 신체적인 니코틴 의존증은 완전히 사라져 버린다. 그러나 니코틴이 일으키는 금단현상은 '아, 이

것이구나' 하고 알아차릴 수 있을 만큼 강하지 못하다. 그렇게 3주가 지나면 사람들은 대개 '금연에 성공했다'고 생각하고 그 사실을 확인해 보기 위해 시험삼아 한 개비 피워보는 것이다. 자, 이럴 경우 담배 한 개비로 그동안의 노력은 전부 물거품이 된다. 설사 담배 맛이 최악으로 느껴질지라도 몸은 금단현상에서 풀려나 기쁨과 안식으로 가득 차게 된다. 물론 곧 비참함으로 바뀔 지극히 일시적인 기쁨과 안식으로.

담배 한 개비를 피우자마자 오래 참았던 탓에 신선한 느낌을 주는 니코틴이 몸 속으로 흡수되기 시작하고, 마음 속 깊은 곳에서는 그 때까지의 금연으로 거의 빈사 상태에 있다가 기력을 회복한 작은 악마의 달콤한 속삭임이 들려온다.

"어때? 또 한 개비 피우고 싶지?"

보통은 그 유혹에 다시 빠지려는 마음을 그만 단념할 것이다. '다시 니코틴 중독에 빠지는 건 싫다'고 생각하기 때문이다. 그로부터 다시 얼마 간의 안전기간을 둔다. 이 기간은 몇 시간일지, 며칠일지, 몇 년일지 아무도 모른다. 사람에 따라 각각 다르기 때문이다. 그리고 이 안전기간이 지나면 "좋아, 중독되지 않았다는 것이 확실해졌지? 지금쯤이면 한 개비 정도 피워보는 것도 괜찮겠지"라고 생각하게 된다.

이렇게 되면 처음에 빠져들었던 것과 똑같은 올가미에 다시 빠지는 꼴이 되는데, 이 때는 바로 니코틴 중독자의 함정으로 곧바로 빠져드는 미끄럼틀에 올라앉는 상태이다. 이미 가사 상태로 쓰러져 있던 작은 악마는 숨을 죽이고 기다리다가 당신이 다시 한 개비를 손에 들고 불을 붙이는 순간, 환호하면서 벌떡 일어나 당신의 목젖을 간질이며 큰 소리로 외친다.

"아주 잘 했어! 이 맛을 어찌 잊으랴! 이젠 나를 버리지마!"

'정신력 금연법'으로 금연에 성공해도 그 과정은 길고 험난하다. 왜냐하면 흡연의 주된 원인은 세뇌이므로 물리적인 의존증이 사라져도 담배가 계속 그리워지기 때문이다. 그래도 그렇게 오랫동안 담배 없이 참고 지낼 수 있으면 다시는 금연에 실패하지 않을 것이라는 걸 알게 되었을 것이다. 또한 담배에 대한 그리움도 사라질 것이고 인생은 담배가 없는 편이 훨씬 좋다는 사실도 깨달았을 것이다.

이처럼 정신력을 사용하여 금연에 성공하는 사람도 많이 있기는 하지만, 이 방법은 너무 어렵고 수고스러우며 무엇보다 성공한 사람보다 실패한 사람이 더 많다. 성공한 사람도 남은 인생 동안 상당히 위험한 상황 속에서 지내지 않으면 안 된다. 머릿속에는 여전히 약간의 세뇌된 부분이 남아 있어, 담배가 정신적 고양이나 안정을 가져다 준다고 믿는 채로 다만 피우는 행위만을 참고 있기 때문이다.

비흡연자는 이와 같은 환상을 가지고 있지 않다. 그들도 비록 사회에 세뇌되어 있기는 하지만 담배가 맛있는 것이라고는 절대 생각하지 않으며 담배의 나쁜 면을 똑바로 보고 '이런 것은 없어도 그만'이라고 생각한다.

오랫동안 금연하던 사람이 왜 다시 담배를 피우게 되는지 그 이유를 이제 잘 알았을 것이다. 금연 중 괴로운 경험을 당했다든지 회식이나 친구 생일파티 등에 참석했을 경우, 그만 자기도 모르게 한 개비를 피우게 된다.

혹은 담배의 지독한 맛을 스스로에게 납득시키기 위해 일부러 피우는 경우도 있을 것이다. '자, 피워볼 테니 맛을 느껴 보아라. 이렇게 맛없는 것을 그래도 피우겠느냐?' 라는 마음으로. 틀림없이 그 한 개비는 지독한 맛이 느껴질 것이다. 그러나 니코틴이 몸 속으로 흡수되기 시작하면, 마음 속 깊은 곳에서 거의 죽을 지경에 이르렀던 작은 악마가 소생하여 유혹의 목소리를 속삭인다.

"다시 한 개비 더 피우고 싶지?"

다시 한 개비 더 불을 붙여 봐도 역시 지독히 역겨운 맛이 난다. "좋았어! 이런 지독한 맛을 느끼는 한 다시는 중독에 빠지지 않겠지. 크리스마스가 끝나면, 이 휴가가 끝나면, 이 마음의 상처가 치유되면 완전히 금연할거야."

이쯤 되면 이미 손쓸 방도가 없다. 당신은 벌써 다시 중독에 빠져버린 것이다. 맨처음 담배를 피우기 시작했을 때와 똑같은 바로 그 올가미에 걸려든 것이다. 몇 번이고 말했듯이 흡연은 '맛' 과 전혀 관계가 없다. 맛있다는 느낌 따위는 도저히 있을 수 없기 때문이다. 단지 '맛있지도 않은 걸 피울 만큼 나는 바보다' 라는 사실을 인정하고 싶지 않기 때문에 맛있다고 믿고 있을 뿐이다. 따라서 흡연 행위는 무의식적으로 일어나는 것이다.

만일 한 개비씩 피울 때마다 온갖 독성으로 가득한 불결한 연기가 폐로 깊숙이 들어가는 것을 의식하고 몸으로 느낀다면, 당신은 스스로에게 이렇게 말하지 않고는 못 배길 것이다.

"이런 물건에게 평생 3천만원씩이나 허비하고 있구나! 이 한 개비가 암을 일으키는 방아쇠가 될지도 모르는데…."

이렇게 생각하면 담배가 맛있다는 환상은 사라질 것이다. 담배의 나쁜 면에서 눈을 돌려 마음의 문을 닫으려고 하면 스스로가 어리석게 느껴진다. 그렇다고 정면으로 부딪치려 해도 두려워 도저히 참을 수가 없다. 사교모임 같은 곳에서 흡연자를 관찰해보자. 그들은 자신이 담배를 피우고 있다는 걸 의식하지 못하고 있을 때에 한해 즐거운 것처럼 보인다. 담배를 피우고 있음을 의식할 때에는 기분이 나쁜 것처럼 보이고, 언제나 주위 사람들에게 양해를 구하거나 사과하고 있을 뿐이다.

담배를 줄이기가 완전히 끊는 것보다 더 어렵다

담배를 줄이면 줄일수록 점점 더 피우고 싶어진다

흡연량을 줄이는 것은 금연으로 향한 디딤돌로서 또는 작은 악마의 활동을 컨트롤하기 위한 수단으로서 흔히 사용되는 방법이다. 많은 의사나 금연 어드바이서들도 금연을 위한 보조적 수단으로서 우선 흡연량을 줄이도록 권하고 있다.

피우는 개비 수가 줄어드는 것은 확실히 좋은 일이다. 그러나 당신의 목표가 완전한 금연이라면 흡연량을 줄이는 방법으로는 절대 금연에 이르지 못한다. 혹은 담배를 줄이려다가 일생 그 수준에서 머물러 버리는 꼴이 되기도 한다.

대체로 금연에 실패한 사람들이 완전한, 금연 대신 흡연량을 줄이려고 시도하는 경우가 많다. 그들은 2~3시간 또는 2~3일 금연해 본 다음, 이렇게 말하면서 다시 피우기 시작한다.

"담배 없이 산다는 건 생각만 해도 두려워. 그렇지, 이제부터는 아무 때나 담배를 피우기보다는 특별한 때만 피우도록 하자. 하루 10개비 정도로 줄이고…. 하루 10개비에 익숙해지면 그 페이스를 그대로 유지하든가 조금 더 줄여 보든가 하면 되겠지."

그러나 이들에게는 확실히 불행이 깃들기 시작하고 있다. 즉,

첫째, 위와 같은 금연 방식은 최악의 상황이다. 그들은 이미 니코틴 의존증에 깊이 빠져 있을 뿐만 아니라 작은 악마가 자신의 마음 속에 둥지를 틀도록 허용하고 있기 때문이다.

둘째, 그들은 인생을 다음에 피울 담배에 마음 졸이며 애타게 기다리는 데 다 보내고 있다.

셋째, 담배를 줄이기 시작하기 전에는 담배에 불을 붙일 때마다 적어도 금단현상만큼은 완화되었다. 그런데 지금은 일상으로부터의 스트레스에, 니코틴 금단현상에서 오는 스트레스까지 더불어 견뎌 내지 않으면 안 되는 상황을 스스로 만들고 만 것이다.

넷째, 피우고 싶은 만큼 담배를 피웠던 때에는 맛있다고 생각하지도 않았을 뿐만 아니라 피우는 것조차도 의식하지 못했었다. 단지 기계적으로 피우고 있었던 것이다. 그러나 담배를

줄이기 시작한 지금, 오래 기다리면 기다릴수록 다음의 한 개비가 더 귀중하게 여겨지는 법. 한 개비 피우는 데 전보다 한시간씩이나 더 기다리지 않으면 안 되기 때문에 한 개비, 한 개비가 너무나 소중하고 맛있게 느껴진다. 이것은 흡연의 즐거움이 담배 그 자체에 있는 것이 아니라 갈망에서부터 오는 불안을 해소하는 데에 있기 때문이다. 결국 고통이 클수록 즐거움도 늘어나는 셈이다.

흡연자라도 새 자동차를 사면 차 안에서 만큼은 담배를 피우지 않는다. 슈퍼나 극장, 병원 같은 곳에서도 흡연할 수 없는 불편(?)을 별로 느끼지 않는 흡연자도 많이 있다. 그들은 비흡연자와 동석할 때는 흡연을 삼가기까지 한다. 지하철이 금연지역이라고 해서 흡연자들이 폭동을 일으켰다는 이야기 따위는 들은 적이 없다. "담배를 피우지 말아주세요"라고 요구하는 사람이 있는 편이 흡연자로서는 오히려 기쁠지도 모른다. 오랜 시간 피우지 않아도 견딜 수 있었던 때에는 앞으로 끊을 수 있을 것이라는 희망이 보인다고 남 몰래 기뻐하기도 했으니까.

피우는 개비 수를 줄이면 피우고 싶은 기분도 줄어들 것이라고 생각하여 피우는 개비 수를 줄이고 있는 사람이 있다면, 그만큼 불쌍한 사람도 없다. 피우는 빈도를 줄이면 줄일수록 담배와 담배 사이의 간격도(즉, 금단현상의 시간) 길어질 뿐더러, 담배는 한층 더 귀중한 존재가 되어간다. 한편 맛은 점점 신통치 않게 느껴지지만 그렇다고 해서 금연하게 되기까지는 아니다. 맛은 금연과 관계없는 것이다. 담배 맛 때문에 흡연한다면 아무도 담배를 피우지 않을 것이다. 믿을 수 없다고? 좋다, 어디까지가 되든 끝까지 파고들어 생각해 보자.

하루 중 가장 맛없다고 느껴지는 담배는 언제 피우는 담배인가? 그렇다, 아침 일찍 피우는 첫 담배이다. 기온이 영하로 떨어지는 추운 겨울 아침 같은 때에는 한없이 치밀어 오르는 기침으로 한동안 콜록거리게 된다. 그렇다면 가장 귀중하게 생각되는 담배는? 그렇다, 역시 아침 일찍 피우는 첫 담배이다. 밤새 기다려왔던 만큼 얼마나 귀중한가?

이래도 맛과 냄새 때문에 담배를 피운다고 생각하는가? 그 때의 담배는 밤중의 9시간 동안 가득 고여 터질 것 같은 금단 상태를 치유하기 위해 피운다고 말하는 편이 이치에 맞지 않은가?

니코틴 중독증에 흡연량의 감소는 효과가 없다

흡연량을 줄이는 금연 방법은 효과가 없을 뿐만 아니라 오히려 최악의 고문이다. 조금씩 줄여나가면 담배를 피우고 싶은 기분도 줄어들 것이라는 식으로 담배를 줄이려는 것이므로 근본적으로 잘 될 턱이 없다. 흡연은 습관이 아니다. '중독'이다. 그리고 중독의 본질은 욕망이 점점 증가하면 증가했지 결코 줄어드는 법이 없다. 그러므로 담배를 줄이려는 사람에게는 평생 마음을 놓아서는 안 되는 정신력과 수련이 필요하게 된다.

금연의 어려움은 니코틴에 대한 화학적 의존증과는 아무 관계가 없다. 의존증을 이겨내는 것은 생각 외로 아주 간단하다. 금연이 어렵다고 느껴지는 것은 의존증 때문이 아니라 담배가 즐거움을 제공해 준다고 하는 잘못된 관념 때문이다. 이 잘못된 관념은 흡연을 시작하기 전부터 받아온 세뇌에 의해 생긴다. 그리고 실제로 의존증에 걸려 그 세뇌된 관념은 한층 더 강화된다. 바로 이 때 담배를 줄이게 되면 그 관념은 더욱 강화되고 인생은 완전히 담배에 의해 지배되며 '세상에서 가장 소중한 것은 다음에 피울 담배 한 개비이다'라고 까지 이르게 되는 것이다.

나는 흡연량을 줄이려고 시도한 사람들의 사례와 실태를 너무나 많이 목격해 왔다. 틀림없이 담배를 줄여서 금연하게 된 사례도 조금은 있지만 그런 사람들은 담배를 단기간 동안 줄인 다음에 마치 마약 환자들이 금단현상을 치료하듯 참담한 고통

속에서 금연을 시도하여 성공한 사람들이다.

그러나 그것은 담배를 줄였는데도 불구하고 금연에 성공했다는 것이지, 담배를 줄였기 때문에 금연에 성공한 것은 아니다. 흡연량을 줄이는 것은 단지 고통의 시간을 늘릴 뿐이다. 더욱이 담배를 줄이는 데 실패하면 정신적 고통은 말할 것도 없고 평생을 담배에 의지해야 한다. 섣불리 시도하다가는 반드시 실패하고 어쩌면 다시 도전할 마음이 내킬 때까지 5년 동안이나 계속 피워야만 할지도 모른다.

그러나 담배를 줄여보면 담배의 무익함을 잘 알게 된다. 왜냐하면 '담배는 한동안 피우지 않다가 피웠을 때에만 맛있게 느껴진다' 라는 사실이 눈에 띄기 때문이다. 콘크리트 벽에 머리를 계속 찧는 고통에서 해방되었을 때의 기쁨을 맛보기 위해 일부러 콘크리트 벽에 머리를 스스로 부딪치는(즉, 금단현상을 맛보는) 것과 같다.

여기까지 오면 선택은 다음 세 가지 중 하나밖에 없다.

첫째, 줄인 담배량을 평생 유지하여 스스로가 스스로를 고문한다(어차피 이대로 참고 견딜 수가 없겠지만).

둘째, 지금 피우는 양 그대로 계속 담배를 피워 스스로를 질식시킨다(하지만 무엇을 위해?).

셋째, 스스로를 소중히 여긴다. 즉, 담배를 끊는다.

또 하나, 흡연이 당신에게 가르쳐 주는 소중한 진리는 '담배는 최소한 필요할 때에만 피운다'라고 하는 발상은 그럴 듯 하지만 도저히 있을 수 없다는 점이다. 흡연은 평생 지속되는 연쇄 반응이다. 사람이 자신의 의지로 컨트롤 할 수 있는 성질의 것이 아님을 절대 명심해야 한다. 스스로 적극적으로 끊지 않는 한 끝이 없다.

'담배를 줄이면 완전한 금연이 이루어지는 것이 아니라 한층 더 어렵게 된다'라는 사실을 절대 잊지 말도록.

되돌릴 수 없는
'딱 한 개비' 의 유혹

"딱 한 개비 정도는…." 이것도 당신의 마음으로부터 거둬치워야만 할 달콤한 유혹의 속삭임이다. 당신이 원래 흡연을 시작한 계기도 바로 이 단 한 개비에서부터가 아니었던가?

곤란한 상황을 벗어나기 위해서라든가, 특별한 경우이기 때문이라고 둘러대며 피우는 바로 이 한 개비가 당신의 금연을 실패로 이끄는 길잡이가 된다. 가까스로 의존증에서 벗어난 사람도 이 단 한 개비 때문에 그 지긋지긋한 올가미로 다시 빠져버리는 것이다.

'이제 나에겐 담배가 필요 없겠지' 라는 것을 확인하고 싶어 한 대 피워보는 것도 마찬가지이다. 담배가 필요 없다고 생각되면 그것으로 그만이지, 왜 다시 물고 피워 확인하는 수고까지 하려 하는가? '담배를 피워 내가 금연자임을 확인해 보겠다' 는 마음 자체가 작은 악마가 준비한 또 하나의 교묘한 트릭임을 알아야 한다. 어쨌든 한 개비 피워보면 너무나 지독한 맛만 느끼게 되므로, 이제 두 번 다시 중독에 빠지지 않고 지낼 수 있을 것이라는 사실을 확인할 수 있을 것이다. 그러나 그렇다 해도 당신은 바로 그 때 또 다시 중독자가 되어 버린다.

자알, 정말 잘 머릿속에 새겨 넣어 두기 바란다. '딱 한 개비'만 피우는 방법은 없다. 아니, 있기는 하다. 연쇄적으로 이어지는 흡연이라도 모두 각각은 '딱 한 개비' 씩 이니까. 그러나 흡연은 당신도 잘 알다시피 연쇄 반응이므로 완전히 끊지 않으면 일생 동안 끊임없이 이어지게 된다. '딱 한 개비'의 간격이 일주일이든, 한 달이든, 일년이든….

'딱 한 개비' 라든가 '특별한 경우니까 한 개비' 와 같은 터무니없는 신화를 믿기 때문에 일단 끊은 다음에도 피우고 싶어서 참을 수 없게 되는 것이다. 그런 신화를 믿지 않는다고 확실히 의식한다면, 세뇌를 깨끗하게 씻어 버린다면, 당신은 비로소 담배를 미련 없이 결연하면서도 자연스럽게 끊을 수 있게 될 것이다.

담배를 피우고 싶은 생각이 들 때에는 방안, 침대 주변 등 생활 공간이 불결한 일생, 큰 돈을 허비하여 몸과 마음을 스스로 깨부수는 일생, 노예와도 같은 일생, 내뱉는 숨에서 담배 냄새가 나는 일생, 옷에서 담배 냄새가 나 모두에게 기피당하는 일생, 공공장소에서 담배를 피우지 못하는 괴로움을 겪어야 하는 일생, 피우지 않는 사람으로부터 바보처럼 보이는(물론 그들은 겉으로는 내색하지 않지만) 일생을 보내는 스스로의 모습을 그려 보라.

담배에는 또 한 가지 별난 면이 있다. 담배를 피우는 사람에게 다음과 같이 물어보기 바란다. "담배에 의존하기 전으로 돌아갈 수 있다면, 그래도 담배를 피우겠습니까?"

대답은 예외 없이 이럴 것이다. "천만에, 그럴 리가 있나요?"

그러나 사실 누구에게나 '피우지 않겠다' 라고 할 수 있는 선택과 가능성은 언제나 있다. 그런데 왜 선택을 하지 않는가? 어째서 담배 의존증에서 벗어날 수 있는 기회를 잡으려 하지 않는가? 그건 바로 두려워하고 있기 때문이다. 나로서는 도저히 담배를 끊을 수 없을 거라는 두려움, 지금 끊으면 일생을 지금과 같이 즐겁게(?) 보내지 못할 지도 모른다는 두려움.

그렇지만 스스로를 속이는 짓은 이 정도로 그만해 두라. 당신도 금연할 수 있다. 누구라도 할 수 있다. 금연은 맥풀릴 정도로 간단하기 때문이다. 단지 그 쉬운 금연을 하는 데 명심해야만 할 몇 가지 기본 원칙이 있다. 이 중에는 이미 앞에서 살펴본 것도 있다.

첫째, 당신이 금연으로 잃어버릴 건 아무것도 없다. 멋진 이득만이 있을뿐.

둘째, 아무리 '딱 한 개비만'이라도 절대 피우려고 하지 말자. 딱 한 개비만으로 그치는 흡연은 있을 수 없다. 딱 한 개비라도 피우게 되면 그것으로 다시 일생 동안 불결하고 건강하지 못한 생활을 보내게 된다.

셋째, 당신만 특별한 경우가 아니다. 누구라도 아주 간단히 담배를 끊을 수 있다.

가끔 피우는 사람
10대 흡연자/피우지 않는 사람

흡연량이 적은 사람을
부러워 할 이유는 전혀 없다

   헤비스모커는 담배를 조금씩 피우는 사람을 부러워하지만 사실은 그럴 필요가 조금도 없다. 아이러니컬하게도 적게 피우는 사람이 헤비스모커보다 오히려 담배에 대한 의존도가 높다. 흡연 빈도가 적다면 확실히 무서운 병에 걸릴 확률도 낮고 허비하는 돈도 적을 것이다. 그러나 그 밖의 다른 면을 비교해 볼 때, 적게 피우는 사람일수록 좋지 않다.

   '흡연자는 사실 담배를 즐기지 않는다' 라는 말을 기억하는지? 즐기고 있는 것은 담배를 피우는 행위나 담배 자체 또는 담배 맛이 아니라 금단현상이 완화되는 상태, 그 기분일 뿐이다.

애당초 마약의 본질은 그 금단현상의 완화에 있다. 흡연자는 금단현상의 고통에서 벗어나기 위해 체인 스모킹에 빠지게 된다. 그렇다면 체인 스모킹을 억제하는 요인을 세 가지 들어보기로 한다.

첫째, '금전'

흡연자 중에 경제적으로 충분히 여유 있는 사람은 그다지 많지 않다.

둘째, '건강'

화학 독극물로부터의 금단현상을 완화하기 위해서는 그 독극물을 섭취하지 않으면 안 되지만 독극물을 어느 정도까지 섭취할 수 있는지는 개인차가 있다. 또, 때와 장소에 따라 다르다. 이것이 억제 작용으로서 기능한다.

셋째, '자제심'

사회적으로, 직업상 또는 친구나 가족으로부터 강력하게 금연을 강요받거나 흡연자라면 누구나 겪고 있는 갈등의 결과, 마침내 스스로 금연을 결심한다.

여기서 몇 가지 용어에 대해 정의를 내려두고자 한다.

I. 비흡연자

① 담배의 올가미에 빠진 적이 단 한번도 없는 사람. 그러나 자신이 피우지 않는다고 해서 담배 문제에 무관심해서는 안 된다. 지금까지 비흡연자로 있을 수 있었던 것은 하느님의 은총 덕분이다. 지금 담배를 피우고 있는 흡연자도 예전에는 절대 니코틴 중독 따위는 걸리지 않을 것이라고 믿고 있었다는 사실을 명심하라.

② 흡연자였지만 금연을 시도한 후 지금까지 딱 한 대도 안 피운 사람. 또 앞으로도 피울 가능성이 전혀 없는 사람. 즉, 금연의 완전한 성공자. 이 책을 다 읽은 후의 당신과 같은 사람.

II. 흡연자

II-1. 적게 피우는 사람

① 담배의 올가미에 빠져버렸지만 그 사실을 아직 알아차리지 못하고 있는 사람. 이런 사람들은 아직 흡연 사다리의 가장 낮은 다리에 발을 걸치고 있을 뿐이지만 필시 머지않아 헤비스모커가 될 것이다. 흡연자 모두 처음에는 적게 피우는 사람이었다는 사실을 잊지 말라.

② 원래 헤비스모커였으며(금연을 시도했다가 실패해서, 또는 줄여 피우기로 마음만 먹고) 담배를 완전히 끊지 못하고 조금씩 피우고 있는 사람. 가장 불쌍한 사람들이다. 이 그룹은 다음과 같이 다섯 가지 카테고리로 나눌 수 있다.

• 하루 5개비 정도 피우는 사람

만약 담배가 흡연자에게 긍정적인 영향을 많이 끼친다면 더 많이 피우지 왜 하필 하루 5개비 밖에 피우지 않을까? 만약 피우지 않고도 지낼 수 있다면 왜 그 5개비를 일부러 피울까? 이런 사람들을 보면 담배에 대한 근본적인 질문을 하고 싶어 못 견디게 된다. 당신은 어떤 대답을 할 것인가?

흡연이란 콘크리트 벽에 스스로 머리를 찧어 고통을 느끼다가 그것을 그만두었을 때의 안도감을 즐기는 것과 같은 괴벽이라는 것을 알고 있는지? 스스로는 알아차리지 못하고 있지만, 머리를 벽에 계속 부딪치고 있는 것이다. 그것도 일생 동안 늘 그렇게. 하루 5개비 밖에 피우지 않는 것은 피우는 개비 수를 늘릴 돈이 없든가 건강이 걱정되서가 아니겠는가?

'담배는 즐겁지 않다' 는 사실을 헤비스모커가 인정하도록 하는 것은 지극히 간단하다. 그러나 적게 피우는 사람에게는 쉽지 않은 일이다. 피우는 개비 수를 줄이려는 노력을 한 번이라도 해본 적이 있는 사람이면 줄여 피우는 것이 얼마나 지독한 고문인지, 그리고 아무리 줄이려고 노력해도 평생 금연할 수 없다는 것을 잘 알고 있을 것이다. 그러나 적게 피우는 사람은 줄이려는 노력도, 금연하려는 마음도 특별히 갖지 않으므로 담배에 대해 고통스럽다는 느낌은 별로 없다.

• 아침과 밤에만 피우는 사람

이런 타입의 흡연자는 하루의 반은 금단현상으로 고통 받고, 나머지 반은 금단현상을 완화하는 벌을 스스로에게 부과하고 있다. 앞서와 똑같은 질문을 물어 봐도 좋을 것이다. 만약 담배가 좋다면 왜 하루종일 아무 때나 피우지 않는가? 만약 좋지 않다면 왜 일부러 아침과 밤에만 피우는가?

• 6개월 간은 흡연하지만 6개월 간은 금연하는 사람

(지금까지 몇 번씩이나 금연해 왔으므로 언제라도 다시 마음만 먹으면 끊을 수 있다고 생각하는 사람)

만약 담배가 좋다면 왜 6개월 간이나 피우지 않고 있는가? 반대로 담배가 좋지 않다면 왜 다시 피우기 시작하는가? 아직 담배에 의존하고 있기 때문이다. 이 타입의 사람은 물리적인 의존증에서 벗어날 수는 있어도 가장 중요한 문제 즉, 세뇌를 해결할 수는 없기 때문이다. 그러므로 금연할 때마다 '다시 피우지 않고 계속 끊을 수 있었으면…' 하고 생각은 하지만 결국 남아 있는 세뇌의 영향으로 바로 다시 올가미에 걸려 버리는 것이다.

• 특별한 기회 외에는 피우지 않는 사람

그렇다, 처음에는 누구나 여기서부터 시작한다. 그러나 그 특별한 기회의 횟수가 점점 늘어나거나 문득 정신을 차려보면 어떤 기회라도 즉, 아무 때라도 피우고 있는 자신을 발견하고 스스로에게 실망하게 된다. 그리고 곧 담배에 중독된 자신의 현실을 인정하고 체념한다. 그 변신의 신속함은 정말 놀라울 정도이다.

• 일단 금연한 상태지만 이따금씩 피우는 사람

이런 타입의 사람들은 일생 동안 상실감을 느끼며 살지 않으면 안 되므로, 어떤 의미에서는 가장 불쌍한 사람들이다. 더욱이 어느 특별한 때의 한 개비는 흔히 두 개비가 되어 버리기 십상이다. 이런 사람들은 미끌미끌한 미끄럼틀 위에 걸터앉아 있는 듯한 상태로, '아차!' 하면 당신도 잘 알다시피 바로 담배의 올가미 속으로 미끄러져 떨어지게 된다. 즉, 담배를 처음 피우기 시작했을 때와 똑같은 올가미에 빠져버리게 되는 것이다.

II-2. 헤비스모커

예를 들어 예전의 나와 같은 사람으로, 앞서 설명한 'II-1. 적게 피우는 사람'에 해당되지 않는 모든 흡연자들이다.

그런데 적게 피우는 사람들은 다음 두 가지의 카테고리로 구분할 수 있다. 하나는 사교모임에서만 때때로 담배를 피우는 사람들이다. 다시 말하면 어떤 특정한 상황에서만 피우는 사람들인데, 이런 사람들은 사실 비흡연자이므로 담배를 즐길 리가 없다. 다만 주위에서 따돌림 받고 싶지 않아서, 그 상황에 녹아들어 가고 싶어서 피울 뿐이다. 사람들은 모두 이와 같이 하여 흡연에 익숙해지기 시작한다.

또 다른 카테고리는 완전히 보기 드문 패턴으로 나에게 테라피를 받으러 온 많은 사람들 중에서도 열 명 정도 밖에 없었다. 그들은 어떤 상황이나 때에 전혀 구애받지 않고 언제나 소량만 피우는 사람들이다. 최근에 있었던 대표적인 사례를 하나 소개하고자 한다.

어떤 여성이 전화를 걸어와 금연하고 싶어 개인 테라피를 신청하고 싶다고 말했다. 그녀는 변호사로 12년 간 담배를 피워왔지만 피우는 양은 하루에 딱 2개비에 지나지 않았다. 그녀는 (우연이지만) 대단히 견실한 여성이었다. 그런데 막상 테라피 방식에 대해 설명을 하자 일이 벌어졌다. 내가 그녀에게 '그룹 테라피를 하는 것이 금연 성공률이 높고, 유명인이기 때문에 그룹 테라피에 혼란을 일으킬 위험성이 있는 사람만 개인 테라피를 하고 있다'고 설명하자, 그녀는 갑자기 울음을 터뜨리고 말았다. 그녀의 생각으로는 흡연량이 하루 2개비이므로 다른 사람들과는 달리 지극히 간단한 테라피로 해결될 수 있을 줄 알았는데, 다른 일반 담배 중독자들과 똑같은 취급을 받아야 한다는 사실에 충격을 받았던 것이다.

개인 테라피는 요금도 훨씬 고액이다. 그런데 하루 2개비 밖에 피우지 않는 비교적 양호한 상태의 이 여성이 왜 담배를 끊으려고 했는지 당신은 궁금할 것이다. 하루에 2개비만 피운다면 그 이상 바랄 것이 없을 것이라고 당신은 생각하리라. 그렇게 생각하는 것은 적게 피우는 사람들이 많이 피우는 사람들보다 행복하고 생활관리도 잘 할 수 있을 거라고 오해하고 있기 때문이다.

이 여성이 담배에 중독되기 전, 그녀의 양친은 모두 폐암으로 돌아가셨다. 그래서 그녀도 예전의 내가 그러했듯 최초의 한 개비를 피우기까지 담배에 대해 엄청난 공포를 느끼고 있었다. 하지만 주위의 압력에 못 이겨 어느 날 한 개비 피워보고 싶다는 마음이 생겼다. 그녀도 그 첫 담배의 쓰디쓴 맛은 잘 기억하고 있다고 했다. 그러나 곧바로 올가미에 걸려들어 체인 스모커가 된 나와는 달리, 그녀는 미끄럼틀 위에서 미끄러져 내리려는 것을 필사적으로 잘 참고 견디고 있었던 것이다. 그렇게 하루 2개비로 버티고 있었다. 그래서 그 참고 견뎌야 하는 스트레스에서 벗어나고자 아예 금연하기로 결심했다는 것이다.

　담배의 즐거움이란 담배를 피우고 싶어하는 기분을 만족시키는 것 외에는 아무것도 아니다. 오랫동안 목말랐을 때와 마찬가지로 고통을 오래 느꼈을수록 치유됐을 때의 기쁨도 크다. 그런데도 흡연자는 담배가 단순한 습관이라고 오해하며 이렇게 생각하고 있다.
　'일정량(대개 소량) 뿐이라면, 특별한 때 만이라면, 머리도 몸도 참을 수 있다. 그 수준을 그대로 유지하면 좋고, 필요하다면 조금 더 줄이면 된다.'
　머릿속에 잘 새겨두기 바란다. 흡연이라는 습관은 존재하지 않는다. 흡연은 마약중독이다. 인간의 몸은 금단현상을 참고 견디기 보다 금단현상의 완화를 추구하기 쉽도록 되어 있다. 마약에 대한 면역을 갖추고 있을수록 금단현상이 점점 강하게는 되어도 줄어드는 일은 절대 없으므로, 중독증을 현재의 수준으로 유지하는 것만 해도 강한 의지와 단련을 필요로 하게 된다. 그리고 이 마약은 신경계통은 물론, 용기와 자신감과 같은 정신적인 측면까지도 파괴하기 때문에 한 개비 한 개비의 간격이 짧아지지 않으면 도저히 참고 견딜 수 없도록 조종하는 것이다.

또 이런 사례도 있었다. '하루에 5개비를 피우는' 남자였는데, 그는 가랑가랑 쉰 목소리로 전화를 통해 이렇게 말하기 시작했다.

"선생, 나는 죽기 직전에라도 좋으니 좌우간 담배를 끊고 싶다네."

그리고 자신의 인생에 대해 다음과 같이 말했다.

"나는 61살이고, 담배 때문에 인후암에 걸려 있네. 체력적인 문제로 지금은 하루 5개비 밖에 피울 수 없는 상태지. 옛날에는 매일 잠도 잘 잤었지만 최근에는 잠들어도 한시간마다 눈이 떠져 담배를 생각하지 않고는 도저히 못 배기고 있다네. 꿈 속에서도 담배를 볼 정도이니….

하루 5개비 중 첫 번째 담배는 아침 10시가 넘을 때까지는 피우지 않기로 하고 있네. 매일 새벽 5시에 일어나기는 하지만 무료하니까 우선 끝없이 홍차를 마신다네. 아내는 8시에 일어나는데 내 기분이 그다지 좋지 않은 것을 보고는 나를 그저 집 안에 가만히 있도록 내버려두지 않는구먼. 그래서 정원의 온실로 나가 어슬렁어슬렁 돌아다니지만 마음은 여전히 담배 생각으로 가득 차 있을 뿐이지.

9시가 되면 담뱃갑을 찾아 챙겨놓네. 그리고는 그것을 이리저리 만지작거리면서 시간을 보내지. 담배를 한 개비 꺼내 손에 들고 있기만 하거나 불 붙이지 않은 채로 입에 대보기도 하네. 그러면서 10시가 되길 기다리지. 이 무렵에는 손이 떨려와 진정시키기 어려울 정도라네. 그래도 아직 불은 안 붙인다네. 피워버리면 다음에 또 3시간씩이나 기다리지 않으면 안 되기 때문이지.

드디어 10시가 되어 불을 붙여도 한 모금 빨고는 곧바로 불을 끈다네. 그 짓을, 이렇게 불을 붙이고 한 모금 빨고 다시 불을 끄고 하는 짓을 반복하면서 한시간을 보내는 거지. 그리고 담배가 5㎜가 될 때까지 그 한 개비를 다 피우고 나면 다음의 한 개비를 다시 기다리는 거지."

그의 말을 들으면서 나는 눈물이 나는 걸 꾹 참았다. 불쌍한, 너무나도 불쌍한 이 노인은 담배를 완전히 필터만 남을 때까지 피우기 때문에, 입 근처와 손가락에 화상을 입은 흔적이 여기 저기 남아 있을 것 같았다. 나중에 실제로 그를 직접 만나 보았을 때, 나는 그 상처를 확인할 수 있었다.

이 이야기를 들으면 누구라도 애처롭고 힘없는, 불쌍하고 나약한 노인을 상상할 테지만, 사실은 조금도 그렇지 않았다. 그는 180cm 이상이나 되는 훤칠한 키에 당당한 풍모를 갖춘 해군장교 출신이었다. 젊었을 때에는 육상선수였기에 담배를 피울 생각은 전혀 해본 적이 없었다고 한다. 그런 그가 담배를 피우게 된 계기는 바로 전쟁 때문이었다.

제2차 세계대전 무렵에는 담배가 사람들에게 용기를 가져다 준다고 모두들 믿고 있었기 때문에 군인들에게는 담배가 무료로 지급되었다. 즉, 흡연자가 되기를 국가로부터 명령받은 셈이었다. 덕분에 그는 제대한 다음에도 남은 평생 동안 많은 돈을 지불하여 다른 사람의 세금을 보조하지 않으면 안 되었고, 심신이 모두 파괴되는 지경에 까지 이르게 된 것이다.

당신은 이 노인의 이야기가 지나치게 강조되었다거나 과장되었다고 생각할지도 모른다. 확실히 극단적인 이야기임에는 틀림없지만 결코 드문 이야기는 아니다. 실제로 이와 아주 유사한 이야기가 몇천 가지나 있다. 그렇지만 이런 일은 나에게만큼은 절대 일어나지 않을 것이라고 생각하고 있는 당신!

스스로를 속이는 짓은 이제 그만 두자.
이미 당신에게도 이와 같은 일이 일어나고 있다!

하여튼 흡연자는 악명 높은 거짓말쟁이이다. 자기 자신에게조차 거짓말을 한다. 아니, 거짓말을 하지 않을 수가 없는 것이다. 적게 피우는 사람이라 할지라도 대부분은 스스로 인정하는 것보다 훨씬 많은 곳에서 훨씬 많은 담배를 피우고 있다. 자신은 '하루 5개비 흡연자'라고 소개하면서 나와 이야기를 나누는 동안에만도 그 이상 피우는 사람도 있었다.

어쨌든 적게 피우는 사람을 부러워할 필요는 전혀 없다는 것을 확실히 기억해 두기 바란다. 애당초 담배를 피울 필요 따위는 하나도 없다. 담배는 환상이다. 인생은 담배 없이도 충분히 멋질 뿐만 아니라, 아예 없는 편이 훨씬 더 멋진 것이다.

당신의 자녀를 지키자

10대 흡연자가 보통 어른보다 금연하기에 더 까다롭다. 그들이 금연을 어렵다고 생각하기 때문이 아니다. 문제는 자신이 중독되었다고 인정하지 않는다는 데 있다. 또 아직 병의 초기 단계에도 이르지 않았다고 생각하는 데 있다. 조금 더 심해지기 전에 마음만 먹으면 얼마든지 언제든지 담배를 끊을 수 있다고 착각하고 있기 때문이다.

자녀를 가진 부모로서 흡연을 싫어하는 사람들에게 특히 주의해 달라고 부탁하고 싶은 것은 '자녀를 지킨다'는 의미를 잘못 이해하지 말아 달라는 것이다. 자녀는 모두 담배의 맛도 냄새도 싫어한다(장래 그것에 의존하기 전까지는). 당신도 예전에는 그러했을 것이다. 담배가 사망의 원인이라는 것은 자녀도 분명히 알고 있다. 그리고 딱 한 개비로는 죽지 않는다는 것 또한 잘 알고 있다. 그러나 어느 시기가 되면 여자 친구나 남자 친구, 동급생이나 직장 동료에게서 영향을 받아 흡연의 충동을 일으키기도 할 것이다. 그런 때에는 한 개비쯤 피워봐도 좋다고 생각할 것이고 그것은 지독한 맛이 날 것이며, 이따위 것에 중독된다는 건 도대체 말도 안 된다고 확신할 것이다.

  당신도 그랬었다. 그리고 당신은 이 모든 것을 경험으로 체득하여 알고 있다. 자녀에게는 사실을 감추지 말고 모든 것을 있는 그대로 가르쳐 주기 바란다!

몰래 숨어서 피우는 사람

몰래 숨어서 담배를 피우는 사람은 적게 피우는 흡연자와 동일한 그룹에 속하는 것으로 간주되기는 하지만, 숨어서 피우는 담배가 갖는 효과는 대단히 복잡하다. 인간관계를 훼손하는 지경에까지 이르는 경우도 있을 정도이다. 나도 아내와 이혼 직전까지 갔을 정도였다.

당시 나는 3주만에 금연에 실패한 직후였다. 애당초 금연할 생각은 아니었다. 가쁜 숨을 몰아 쉰다든지 콜록거리며 기침하는 나를 본 아내가 걱정이 되어 금연을 권해서였다.

나는 "내 몸은 끄떡없어"라고 호언장담했지만, "저도 잘 알고 있어요. 하지만 사랑하는 사람이 자기 몸을 스스로 파괴하는 모습을 잠자코 지켜봐야 하는 내 마음은 어떤지 짐작이나 가요?"라는 아내의 반격을 받게 되었다. 그 말을 듣고 보니 뭐라고 되받아 칠 말도 생각나지 않아 어쩔 수 없이 금연할 수밖에 없는 아주 곤란한 입장이 되었던 것이다. 그렇게 시작한 나의 금연은 3주 동안은 잘 지켜 나갈 수 있었다.

그런데 어느 날 한 친구와 격렬한 말싸움을 하고 말았다. 사실 그 후 몇 년이 지난 다음에 문득 깨닫게 되어 나 자신도 놀랐지만, 이날 싸움이 벌어진 진짜 이유는 어처구니없게도 내가 일부러 싸움을 걸었기 때문이었다. 아니, 무의식적이었는지는 잘 모르겠지만 교활하게 계산된 속셈에서 비롯된 해프닝일 가능성도 있었다.

여하튼 나는 그 일을 핑계로 담배를 다시 피울 수 있는 타당한(?) 구실을 얻은 셈이다. 그 때 나는 '누가 봐도 내가 다시 담배를 피울 수 밖에 없게 된 것을 의심 없이 이해할 수 있으리라'라며 무의식적으로 안심했는지도 모른다. 그런 일이 생기면 누구라도 담배 한 대쯤 피우는 것은 당연하다고 여기지 않겠는가?

그러나 나는 이 일을 밝혀서 아내를 실망시킬 수는 없었다. 따라서 그녀에게는 담배를 다시 피우기 시작했다는 사실을 털어놓지 못했다. 그래서 처음에는 혼자 있을 때만 피우게 되었다. 그러던 것이 점차 회사에 있을 때나 친구들과 있을 때에도 피우게 되었고, 마침내 아내 외에는 내가 다시 담배를 피우게 되었다는 사실을 모르는 사람이 없을 정도에 까지 이르고 말았다.

그 때의 나는 '이제 적어도 피우는 빈도는 줄어들었군' 하고 잠시 기쁜 마음에 들떠 있었던 것으로 기억된다. 그러던 어느 날 아내가 드디어 수상스러운 듯한 눈빛으로 "당신 요즘 다시 담배를 피우고 있는 것 아니에요?"라고 내게 캐물어 왔다.

나는 전혀 기억하지 못하는데 아내에 의하면, 그 무렵의 나는 자주 먼저 언쟁을 시작해 놓고는 제멋대로 집을 뛰쳐나간다든지 쓸데없는 것들을 사러 나가서는 두 시간이 넘도록 돌아오지 않는다든지 했고, 전에는 항상 아내를 불러내 같이 갔던 곳도 이유 같지 않은 이유를 붙여 혼자 갔다고 한다.

담배를 피우는 사람과 피우지 않는 사람 사이의 벽이 높아질수록 친구나 가족과 함께 하는 시간이 줄어들게 되거나, 흡연자 자신이 먼저 그런 자리를 피하는 일이 많이 발생하게 된다.

숨어서 하는 흡연 행위의 가장 나쁜 폐해는 흡연자의 마음속에 '나는 불쌍해'라는 자기연민이 싹트는 것이다. 동시에 자존심을 잃고 그것이 원인이 되어 평소에는 정직했던 사람도 가족이나 친구를 속이게 되는 일이 늘어나게 되는 것이다. 담배 피우는 사실 자체를 비롯하여….

사회적 압력을 겁내는 흡연자

영국에서는 1960년대 이후 담배를 끊은 사람이 천만 명 이상이나 되었는데, 그 주된 이유는 지금도 진행중인 사회 변화에 있다. 물론 '건강과 돈'이 가장 큰 이유이긴 하지만, 그것은 어느 시대에도 그랬었다. 굳이 암의 위험성까지 들먹이지 않아도 담배가 목숨을 빼앗아 간다는 것쯤은 누구나 잘 알고 있다.

흡연을 해야만 하는 정당한 이유가 한 가지라도 있다면 그것은 친구들로부터 받는 사회적 압력일 것이다. 애당초 흡연이 '플러스'적인 면을 가질 수 있었던 것은 담배가 사회적 습관으로 인정되던 시기가 있었기 때문이었다. 그러나 오늘날 선진국에서 (흡연자들로부터도) 흡연은 일반적으로 비사교적이라고 간주되고 있다.

예전에는 흡연이 강한 남자의 상징이었다. 마도로스, 카우보이, 군인, 혁명가, 사업가, 지식인…. 담배를 피우지 않는 남자는 사내답지 못하다고 여겨졌으므로 모두 담배에 중독되기 위해 필사적으로 노력했다. 어느 술집이나 클럽, 바에서도 남자들의 반은 자랑스럽게 담배 연기를 들이마시고는 뱉어내고 했다. 그런 곳에서는 언제나 뭉게 구름과 같은 담배 연기가 자욱히 끼어 있었고, 천장은 정기적으로 다시 칠하지 않으면 안 될 정도로 금새 노란색이나 갈색으로 변했다.

그러나 지금은 담배의 지위도 하락했다. 아니, 가면이 벗겨지고 원래의 모습이 드러나게 되었다고나 할까? 현대의 강한 남자는 굳이 담배에 의지할 필요가 없다. 게다가 사회의 변화로 흡연자 모두 진지하게 금연을 고려하게 되었다. 현대 사회에서 흡연자는 이제 약한 사람으로 간주되고 있다.

영국에서 이 책의 초판이 출간된 이후 가장 현저하다고 생각되는 변화는 흡연이 얼마나 비사교적인지에 대한 평가가 세상의 일반적인 평판으로 되어버렸다는 것이다. 담배가 스마트한 여성이나 강한 남자의 명예로운 훈장이던 시대는 이미 막을 내렸다. 사무실이나 공공장소가 차례차례 금연장소로 규정되었고, 흡연자였지만 금연으로 전향한 사람들의 비웃음과 마주칠 때마다 흡연자의 행동 패턴은 매너리즘에 빠져들게 되었다.

최근에 나는 어렸을 때 이후 실로 아주 오랜만에 어떤 장면과 맞닥뜨리게 되었다. 한 흡연자가 테이블 저쪽에 놓여 있는 재떨이를 집어달라고 옆 사람에게 부탁하는 것이 미안하기도 하고 자기가 담배를 피운다는 사실이 부끄러웠는지 자신의 손에 시뻘건 담뱃재를 터는 것이었다!

이와 비슷한 경험을 나는 3년 전 크리스마스 저녁 만찬 때 직접 체험했었다. 식사도 끝나고 이제 슬슬 담배 연기가 레스토랑을 가득채워도 조금도 이상하지 않을 무렵인데도, 누구 하나 담배를 피우지 않고 있는 분위기를 나는 눈치채게 되었다. '마침내 흡연에 대한 내 이야기가 사람들에게 먹혀들기 시작했구나!' 나는 내 나름대로 생각하고 마음 속으로 쾌재를 불렀다. 그리고 흡족하게 미소를 빙그레 지으면서 웨이터에게 물어보았다.

"여기는 금연 레스토랑입니까?"

대답은 '아니오'였다.

'어, 이건 좀 이상한데. 아무리 최근 비흡연자들이 늘고 있다고 해도 적어도 한 사람 정도는 피우는 사람이 있을 텐데…'라고 혼자 생각하고 있는데, 어떤 사람이 더 이상은 못 참겠다는 듯 서둘러 담배에 불을 붙였다. 그러자 이게 웬일인가? 그 첫 번째의 담뱃불이 마치 신호라도 된 듯 레스토랑 안의 여기저기에서 봉화가 피어오르는 것이 아닌가!

'담배 피우는 사람은 이 레스토랑에서 나밖에 없을 지도 몰라.' 모두들 이렇게 생각하면서 서로 눈치만 살피며 참고 있었던 것이다.

요즘 사람들은 이미 상식화된 매너로 확립된 바와 같이 식사 중간에는 담배를 피우지 않는다. 같은 테이블에 앉아 있는 사람들에게 양해를 구해야 할 뿐만 아니라, 다른 테이블로부터 비난이 날아오지 않을까 두리번거리며 눈치를 살피지 않으면 안 되기 때문이다.

가라앉기 시작하는 배 안에서 매일 대량으로 흡연자들이 탈출할 때마다 남아 있는 자들은 '이 침몰하는 배에 남는 최후의 한 사람이 바로 내가 되지는 않을까?' 하고 두려워 떨고 있다.

당신이 그 최후의 한 사람이 되지 않도록, 나는 진심으로 아직 따뜻한 당신의 손을 잡아 이끌어 주고자 한다. 그리고 당신도 이제 내 손을 꽉 잡으려 하고 있다.

반드시 성공하는 금연 타이밍

성공하기 위한 조건

'담배는 이점이 없으니 지금 당장 끊어야만 한다!'

물론 이 말도 맞지만 나는 담배를 끊는 타이밍도 아주 중요하다고 생각한다. 세상에서는 흡연이 몸에 해를 끼칠 가능성이 있는, 말하자면 불결한 습관 정도로 가볍게 취급되고 있지만, 그것은 커다란 잘못이자 착각이다. 흡연은 마약 중독이고 병이며, 선진국에서는 1급 살인범으로까지 취급되고 있다.

니코틴에 의존하게 되면 인간으로서 피하고 싶은 일들이 많이 일어난다. 그러나 인간에게는 적절한 치료를 받을 권리가 있기 때문에 치료를 받지 못할 상태까지 이르면 안 되므로, 타이밍도 아주 중요하다.

우선 담배가 언제 소중하게 느껴지는지 스스로에게 물어보기 바란다. 흡연을 하면 스트레스가 해소된다는 환상을 믿고 있는 비즈니스맨이라면 비교적 일이 한가한 기간을 택해 생각해 보면 될 것이다. 장기휴가를 담배에 대해 진지하게 생각해 보는 기회로 삼는 것도 좋다. 심심할 때나 편안한 마음으로 쉬고 있을 때에 자주 피우는 사람은 그 반대의 상황일 때 생각해 보라. 하여튼 금연에 대해 진지하게 생각하고 그것을 위해 노력하는 일은 당신의 인생을 위해 아주 중요하다고 생각하길 바란다.

이제부터 약 3주 간의 기간을 정해놓고, 금연 실패의 원인이 될 수 있는 일에 대해서는 먼저 손을 써놓도록 노력하자. 회식이나 파티 등에 앞서 '새삼스럽게 상실감 따위는 느끼지 않을 거야'라고 생각해 두면, 그 일들이 금연의 장애물로 갑자기 돌변하지는 않을 것이다.

단, '완전히 금연할 때까지 잠시 동안만 피우는 개비 수를 줄이자' 따위의 생각은 절대 하지 말 것! 그런 생각은 '담배는 역시 즐거운 것'이라는 잘못된 환상을 지속적으로 가지고 있도록 만들뿐이다. 아니, 오히려 그것으로 말미암아 피우고 싶으면 싶은 대로 마음껏 피우는 지경에 이르게 된다. 마지막 한 개비를 피울 때, 역겨운 냄새와 맛에 당신의 의식을 집중시켜 이제 이것을 끊게 되면 얼마나 좋은 세상이 펼쳐질까 만을 생각하기 바란다.

당신의 금연 예정일을 지금 결정해 버리자. 그리고 그 때를 즐거운 마음으로 기다리자. 당신은 아무것도 잃어버릴 것이 없다는 사실을 잊지 말고, 이제 곧 멋지고 긍정적인 선물을 한아름 얻게됨을 설레는 마음으로 기대하라!

망설임과 두려움을 뿌리치고

나는 그동안 흡연의 불가사의한 점에 대해서만큼은 지구상의 누구보다 잘 알고 있다고 자부해 왔다. 흡연의 불가사의한 점이란 즉, 다음과 같다. 흡연자는 단순히 니코틴에 대한 육체적 금단현상을 치유하기 위해 담배를 피우지만, 정작 담배에 의존하게 된 이유는 니코틴 중독 자체 때문이 아니라, 중독이 된 결과로서 일어나는 '세뇌' 때문이다.

머리가 아무리 좋은 사람이라도 인간이므로 담배의 올가미에 걸리는 경우가 있다. 하지만 한번 이것이 올가미라는 사실을 알고 난 후에도 또 그 올가미에 걸려버리는 것은(또는 걸린 채로 방치해 두는 것은) 바보가 아니고서야 가당키나 한 일인가? 당신도 내 말에 동의하는지?

그러나 다행히 흡연자 대부분은 바보가 아니다. 단지 스스로

'나는 바보다'라고 잘못 믿고 있을 뿐이다. 흡연자 한사람 한 사람이 각자 나름대로 세뇌되어 있으므로 세상에는 여러 타입의 흡연자가 존재하고, 더불어 담배의 불가사의한 점까지도 복잡해진다.

이 책의 초판이 출간된 후 5년 간의 피드백과 내가 매일 다루고 있는 흡연 문제의 내용을 통해 살펴봐도 초판에서 제기했던 내 생각이 조금도 잘못되지 않았다는 사실은 나도 매우 놀라웠다. 이 경험에서 내가 새롭게 배울 수 있었던 한 가지는 흡연에 관해 축적한 이 지식을 어떻게 해야 흡연자들에게 잘 전달할 수 있을까 하는 부분이었다. 아무리 내가 사람들을 붙잡고 "금연은 아주 쉬울 뿐만 아니라 즐거운 것입니다"라고 말하더라도, 그들이 그 말 자체를 이해하지 못하면 설명 따위는 아무 의미가 없다. 뿐만 아니라 오히려 흡연자를 초조감에 시달리게 할 뿐이다.

지금까지 많은 사람들이 나에게 이런 말들을 했었다.
"이 책을 완전히 다 읽을 때까지 담배를 계속 피우라고 하시는데, 그 말을 따르자면 시간이 상당히 오래 걸리는 건 알고 계시지요? 그런데도 담배를 계속 피우라는 건 좀 지나친 말씀이 아닌가요? 게다가 이 책을 끝까지 다 읽지 못하는 흡연자도 있을 텐데 차라리 그런 지시는 하지 않는 편이 나을 것 같아요."

이 말은 틀림없이 논리적이다. 그러나 만약 내가 이 책의 첫머리에 "지금 당장 끊으세요!"라고 썼을 경우, 이 구절을 읽은 사람은 더 이상 읽으려고 하지 않을 것임은 불보듯 뻔하다.

내가 금연 테라피를 막 시작했을 무렵, 테라피를 받으러 온 사람 중에 이런 이야기를 해준 사람이 있었다.

"이곳까지 찾아와서 테라피를 받지 않으면 안 된다는 사실에 정말 울화가 터집니다. 나는 의지가 강한 사람이에요. 담배를 제외한 모든 것이 아주 원만하게 진행되고 있단 말입니다. 다른 사람들은 스스로의 힘으로 담배를 잘 끊는데 왜 저만은 당신의 도움을 받지 않으면 안 되는 걸까요?"

그는 이렇게 덧붙였다.

"선생님 말씀대로 담배를 피우면서 결국 자연스럽게 끊을 수 있다면 저도 제 힘으로 금연할 수 있을 거라고 생각합니다."

앞뒤가 잘 맞지 않는 말 같지만 그가 어떤 뜻으로 이렇게 말했는지 나는 안다.

잠시 시간이 흐른 뒤, 나는 나의 '계속 피우십시오'라는 지시가 굉장히 멋진 것임을 알아차렸다. 그렇다, 정말 금연할 마음이 생길 때까지 계속 피워라! 이 얼마나 황홀한 지시인가?

지금까지도 줄곧 피워왔다. 하물며 이 책을 끝까지 읽는 며칠 간이 무슨 큰 대수이겠는가? 이 책을 다 읽을 때까지의 시간이 아까워 섣불리 금연을 시도했다가 나중에 후회할 일을 만드는 것보다, 기왕 피워 온 담배 조금 더 피우고 지시에 착실히 따르는 것이 보다 더 안전하고 확실하지 않겠는가?

 마음을 느긋하고 여유 있게 먹기 바란다. 끝까지 읽을 때까지 기다리지 못하고 초조해 하는 것도 담배가 불러일으키는 부작용이다. 나의 이 지시 아래에서는 금연을 준비하는 과정 중에도 담배를 피울 수가 있다. 그리고 망설임과 두려움을 없애고 끝까지 읽고 나서 마지막 한 개비를 끄면, 바로 그 시점부터 당신은 비흡연자가 된다. 또 비흡연자가 되었다는 사실을 분명히 의식하고 그 상태를 즐길 수 있다.

쉽게 끊을 수 있는 금연 타이밍

 그러나 이 장의 '타이밍' 문제에 대해서만큼은 지금도 내 스스로에게 내 방법이 정말 올바른가 물어보고 있다. 이 장의 앞부분에서는 만약 당신이 일로 인한 스트레스 해소용으로 담배를 피운다면 휴가를 이용하여 금연하는 것이 좋다고 말했지만 사실 그것이 가장 손쉬운 금연법은 아니다.

 가장 간단하게 담배를 끊을 수 있는 가장 좋은 타이밍은 스스로 생각하기에 가장 금연하기 어렵다고 느낄 때(스트레스를 받을 때, 사교상 모임에 갔을 때, 집중을 해야 할 때, 심심하다고 느낄 때 등 어떤 때이든 간에)에 끊는 것이다.

가장 불행한 때라도 담배 없이 지낼 수(금연할 수) 있고 또 그 상태를 즐길 수 있다는 것을 일단 알게 되면, 어떤 때라도 담배 없이 거뜬히 지낼 수 있다. 그러나 당신에게 이 방법만을 절대적으로 제안했다면, 과연 당신은 금연하려고 마음 먹었겠는가?

예를 들어 나와 아내가 수영을 하러 갔다고 하자. 우리가 동시에 수영장에 도착했다 하더라도 수영을 시작하는 시간은 서로 다르다. 아내는 수영을 하게 된다는 사실을 즐거운 마음으로 즐기면서 먼저 다리에 물을 끼얹은 등, 수영장에 들어가기까지 약 30분은 걸린다.

반면에 나는 내 몸의 온도와 차이나는 물에 뛰어들어야 한다는 고문(?)을 오랫동안 맛보는 것을 싫어한다. 게다가 아무리 물이 차갑더라도 수영을 하기 위해서는 반드시 뛰어들지 않으면 안 된다는 것을 알고 있으므로 나는 가장 쉬운 방법을 택해 즉각 실행한다. 즉, 꾸물거리지 않고 몸에 재빨리 물만 끼얹고는 곧바로 물 속으로 뛰어드는 것이다.

여기서 내가 아내에게 "지금 바로 뛰어들지 않으면 평생 수영을 할 수 없게 되오"라고 말한다면…, 아내는 평생 수영하지 않는 쪽을 택할 것이다.

담배 문제도 마찬가지라는 것을 당신은 벌써 눈치챘을 것이다. 독자들의 반응으로 알게 되었지만 많은 흡연자들이 타이밍에 관한 나의 지시를 핑계삼아 금연 시작일을 자꾸 뒤로 미루고 있다고 한다.

그래서 내가 고안해낸 것이 바로 '흡연의 이점(141p.)' 이라는 장에서 사용한 것과 같은 테크닉을 사용하는 것이다. '금연에서 타이밍은 너무나 중요하다. 그러면 다음 장에서 당신에게 가장 좋은 타이밍을 가르쳐 주겠다' 고 한 다음, 다음 페이지에 '바로 지금이다!' 라고 커다랗게 써놓는다. 사실 이것이 가장 좋은 방법이긴 하지만 그렇다고 해서 당신은 그대로 믿고 따라할 것인가?

이것이 바로 흡연이라는 올가미가 갖는 미묘한 문제이다. 정말 스트레스가 쌓였을 때에는 금연을 할 수 없다. 그러나 스트레스가 완전히 없어지거나, 못 느끼게 되면 담배를 끊을 생각 자체가 나지 않는다.

스스로에게 다음과 같은 질문을 해보기 바란다.

- '최초의 한 개비를 피웠던 바로 그 때, 남은 평생 동안 하루도 빠짐없이 계속 담배를 피우게 되고 그러다가 끊는다는 건 절대 상상조차 할 수 없을 것이라고 생각했었는가?
  — 물론, 그렇지는 않았죠.
- '지금부터의 인생 내내, 매일매일, 계속 담배를 피울 것인가?

정말 담배를 끊을 마음은 없는가?

- 물론 그렇지는 않죠.

그렇다면 도대체 언제 끊을 생각인가? 내일? 일주일 후? 한 달 후? 내년 초? 그 다음 해에?….

사실 이것은 당신이 니코틴에 중독되었다고 처음으로 알아차린 그 때부터 지금까지 끊임없이 스스로에게 던지고 있는 질문이 아닐까? 당신은 어떤 대답을 생각하고 있는가? 어느 날 아침, 눈뜨자마자 갑자기 담배가 싫어지기를 바라고 있는가?

자신을 속이는 짓은 이제 정말 그만두자. 나는 33년 간이나 그런 아침이 오기를 기다렸다. 그러나 당신도 알다시피 그런 날은 결코 찾아오지 않는다. 그래도 당신은 끝까지 기다려 볼 것인가?

중독이라는 것은 증상이 심하게 진행되면 됐지 가볍게 되는 경우는 절대 없다. 오늘보다 내일이, 지금보다 나중이 금연하기에 더 쉬울 것이라고 생각하는가? 아직도 자신을 속이려고 하는가? 오늘 할 수 없는 일이 내일이라고 쉽게 할 수 있겠는가? 정녕 치명적인 병이라도 걸리기를 기다릴 셈인가? 그래서 마지 못해 끊을 수밖에 없는 지경에라도 이르기를 바라는가? 스스로를 망친 후, 죽음의 문턱에 이르러서야 깨닫는 진리. 물론 한편의 드라마로서는 극적이고 감동적일 수 있다. 당신도 그런 드라마의 주인공이 되고 싶은가? 그것은 너무나도 무의미한 짓이다. 꼭 그래야 할 만큼 당신은 바보인가?

'지금은 상황이 좋지 않다. 내일이 오히려 금연하기 쉬울 것이다. 차분히 내일부터 시작하자….' 이렇게 생각하도록 당신을 조종하는 것이 바로 담배가 감추어둔 진짜 올가미이다.

'현대 사회는 스트레스투성이'라고 사람들은 굳게 믿고 있지만 사실 그렇지도 않다. 인류가 생명을 유지하며 살아가는 데에서 발생하는 원초적이고 진정한 의미의 스트레스는 이미 극복했으니까. 집을 나섰을 때 야생동물로부터 습격 받지 않을까? 다음에 먹을 한 끼를 어디에 가야 손에 넣을 수 있을까? 오늘밤은 어디에서 잘까?… 하는 고민들을 하지 않고도 잘 지낼 수 있으니.

금연의 최적기는 바로 지금이다!

제2차 세계대전이 시작되던 해, 나는 다섯 살이었다. 당시의 지독한 공습 때문에 나는 부모님과 2년 동안이나 떨어져 살게 되었고, 잠시 맡겨진 집의 가족들로부터 차가운 대접을 받았다. 이 시기는 내 인생에서 틀림없이 괴로운 시기였지만 그럼에도 나는 그 2년 간의 곤란에 어떻게든 잘 대처했다. 나는 이 경험이 내 인생에 어떤 상처를 남겼다고는 생각하지 않는다. 오히려 나를 강한 사람으로 만들어 주었다고 생각한다.

내 인생을 되돌아보면 이렇게 여러 가지 많은 일들이 있었고 그것에 잘 대처해 왔다고 스스로 자부하지만, 딱 한가지 제대로 할 수 없었던 것이 있다. 바로 이 지긋지긋한 담배에 대한 노예 생활이다. 담배를 완전히 끊기 약 2년 전에는 내가 이 세상의 고민이란 고민은 모두 떠 안고 있는 게 아닌가 싶을 정도로 머리가 아파 자살을 진지하게 고려했던 적도 있었다. 그러나 내가 생각했던 자살이란 옥상에서 뛰어내리는 것과 같은 것이 아니라, 담배 때문에 곧 죽게 되어도 상관 없다는 생각이었다. '담배라는, 아주 확실하게 마음의 의지가 되는 것이 있어도 인생이 이 정도라면 담배 없는 인생이란 생각만 해도 끔찍하고 살아갈 의미가 없다…' 라고.

그러나 지금의 나는 소년과 같은 기분으로 살아가고 있다. 나의 인생이 이렇게 바뀐 이유는 단 한 가지, '흡연 지옥, 담배 미로, 니코틴 중독에서 벗어났다' 는 사실이다!

'인생에서 첫째는 건강' 이라는 구호는 진부한 말놀음이지만, 누가 뭐라해도 절대 진리이다. 그런데 담배를 피우던 당시의 나는 이렇게 생각했었다. '건강만 따지는 건 싫다. 인생에는 건강보다 더 소중한 것, 바로 술과 담배가 있다'라고 말이다. 지금 생각하면 어처구니없는 쓴웃음이 터져 나올 정도로 이것은 정말 터무니없는 넌센스였다.

사람은 육체적·정신적으로 강할 때, 인생의 좋은 것은 즐기고 나쁜 것은 참을 수 있다. 책임감과 스트레스는 자칫하면 혼동되기 쉽지만, 책임감은 그 사람의 강함이 부족할 때에 스트레스로 바뀐다. 세계적인 대배우 리처드 버튼은 육체적이나 정신적으로 강한 사람이었다. 그를 못쓰게 만든 것은 인생의 스트레스도, 일도, 나이도 아닌, 단지 환상에 지나지 않는 '마음의 의지'에 의존해 버렸다는 사실이었다! 참으로 유감스러운 것은 리처드 버튼도 다른 많은 흡연자들처럼, 그렇게 마음을 쏟았던 '마음의 의지'가 결국에는 그를 죽음으로 몰고 갔다는 것이다.

흡연자들이라면 누구나 온 마음을 쏟았던 이 '마음의 의지'가 흡연자들에게 반드시 베푸는 필연적인 배반을 당신도 기꺼이 감수할 용의가 있는가? '마음의 의지'를 한없이 사랑했고 그것으로 행복했노라고 잔잔히 미소지으며 당신은 영원히 눈을 감는다. 아아, 참으로 아름답고 시(詩)적인 당신의 일생이여!

다음과 같이 생각하기 바란다. '남은 인생을 올가미에 걸린 채 사는 건 이제 끝이다!'라고 당신은 이미 결심했으리라. 인생에서 우리는 반드시 언젠가는(평안한 때이든, 곤란한 때이든) 자유를 얻기 위한 과정을 통과하지 않으면 안 된다.

흡연은 습관도 기쁨도 아니다. 마약 중독이고 지병인 것이다. 오늘이 아니라 내일 끊겠다고 미룰수록 금연이 쉬워지기는커녕 점점 어렵게 되어버린다는 것은 이미 설명했다. 흡연은 지병이므로 시간이 갈수록 점점 악화되어 간다. 그러므로 금연을 시작하는 시기는 내일이 아니라 오늘이고, 나중이 아니라 바로 지금이어야 한다. 평소 매일매일이 날개 달린 듯 빠르게 지나가고 있다고 느끼고 있지 않은가? 금연도 그 정도로 빠르게 할 수 있다. 당신의 인생에 드리워져 있는 검은 그림자, 날마다 점점 커지고 있는 검은 그림자, 이 검은 그림자를 걷어치우고 남은 평생을 당신이 마음먹은 대로 즐긴다….

얼마나 멋질 것인가! 상상해 보는 것만으로도 너무나 즐겁다. 나의 지시에 따른다면 당신의 금연은 닷새도 걸리지 않을 것이다. 최후의 한 개비를 비벼 끈 다음, 당신은 틀림없이 담배를 피우지 않게 되었다는 사실에 즐거움을 느끼게 될 것이다!

당신은 마약 중독자를 부러워하는가?

도대체 흡연자가 왜 부러운가?

나는 이제는 결코 담배가 그립지 않다! 저 니코틴 귀신이 죽어버리고 몸이 니코틴을 더 이상 요구하지 않게 되면 세뇌되어 있던 당신의 뇌는 정화된다. 아니, 인스톨(세뇌)되어 있던 담배에 관한 과거의 정보를 이제 금연하겠다는 당신의 단호한 결심을 통해 말끔히 제거하고 리셋(재세뇌)하면서 금연 상태를 즐기겠다는 기대로 재부팅하면, 그 과정에서 니코틴을 요구하도록 부추기던 작은 악마 바이러스는 죽게 되고 당신의 몸은 더 이상 니코틴을 필요로 하지 않게 된다. 오래된 낡은 명령어들(세뇌)이 말끔히 지워지고 담배에 대한 새로운 의식이 지배하게 되기 때문이다. 그렇게 되면 스트레스나 긴장을 자연스럽게 제거할 수 있는 기량을 몸과 마음이 함께 갖추게 되므로, 당신은 인생을 100% 즐길 수 있게 된다.

그러나 아직 위험 요소 하나만은 남기고 있다. 당신 주위의 흡연자들로부터의 영향이 바로 그것이다. '남의 떡이 더 커 보인다' 는 속담도 있듯 담배를 피우지 않게 된 사람들은 흡연자들을 부러워하는 경우가 있다. 그것은 대체로 사교모임이나 회식에서 특히, 식사 후에 일어나는데 누군가 담배에 불을 붙이면 원래 흡연자였지만 지금은 담배를 끊은 사람은 고민을 하기 시작한다.

그러나 다음과 같은 조사결과에 비추어 보면 그 고민은 쓸데없는 것임을 알 수 있다. 그 내용은 다음과 같다. 모든 비흡연자는 담배를 피우지 않는 자신의 상태에 만족을 느끼고 있는 반면, 모든 흡연자는 담배에 중독된 것을 후회하고 있다는 것이다. 그런데도 과거에는 흡연자였지만 지금은 담배를 끊은 당신은 침몰하는 배에 그대로 남아 있는 사람들을 왜 아직도 부러워하는 것일까? 정작 아직도 흡연자 신세인 그 사람들은 침몰하는 배에서 용기 있게 탈출한 당신을 더 부러워하고 있는데도 말이다. 그 이유는 두 가지이다.

첫째, '딱 한 개비만 피운다' 는 흡연 방식이 있다고 아직도 믿고 있기 때문에

이런 사람은 자기 혼자만의 편협한 생각을 버리고 흡연자의 입장이 되어 다시 생각해 봐야만 한다. 당신은 담배를 피우는 그가 부러울지도 모르지만 그는 나름대로 만족감을 전혀 느끼지 못하고 있다. 오히려 엄청난 자기혐오와 실망감을 느끼고 있을지도 모른다.

담배를 피우는 사람들을 잘 관찰해 보기 바란다. 그들은 당신의 금연을 도와줄 수 있는 믿음직한 반면교사(反面敎師)이다. 그들의 담배가 얼마나 빨리 타오르는가, 그들이 얼마나 빨리 다음의 한 개비에 불을 붙이는가를 눈여겨보도록 하자. 특히, 그들은 자신들이 담배를 피우고 있다는 사실을 거의 의식하지 못하고 있고 불을 붙이는 행위도 거의 기계적으로 이루어지고 있다는 사실에 주목하자. 그들은 담배 자체를 즐기는 것이 아니라, 담배 없이는 한시도 자신이 처한 상황을 즐기지 못할 뿐이다.

그들은 당신과 헤어진 뒤에도 계속 이어서 담배를 피우지 않으면 안 될 것이다. 내일 아침 눈을 뜨면 어제 하루종일 몸 속에 집어넣은 온갖 화학 유해 물질들로 인해 가슴이 쓰레기통처럼 되어 있을지라도, 그들은 흡연을 멈추지 못하고 스스로의 목을 계속 조르지 않으면 안 되는 것이다.

가슴에 통증을 느낄 때도, 담뱃갑의 경고문이 눈에 들어올 때도, 암에 관한 이야기를 들을 때도, 지하철에 탈 때도, 병원·도서관·성당·치과·슈퍼 등에 갈 때도, 피우지 않는 사람과 같은 자리에 앉을 때도…, 당신은 많은 돈을 들여 이 연쇄 작용을 지속하지 않으면 안 되는 것이다.

그것도 몸과 마음이 함께 스스로를 파괴하는 불결한 일생, 역겨운 담배 냄새가 풀풀 나는 입냄새와 더러운 색깔로 물든 이빨을 지닌 채 살아가야 하는 일생, 노예와 같은 일생, 파괴적인 일생, 마음 속 깊은 곳에 음울한 기분을 항상 안고 살아가야 하는 일생을 보내기 위해. 도대체 무슨 목적으로?

그것은 '담배에 의존하기 전과 똑같이 릴랙스 할 수 있는 상태로 돌아갈 수 있다'는 환상을 위해서이다.

둘째, 마이너스 지향으로 되어 있으므로

담배를 피우고 있지 않을 때, 흡연자는 스스로 아무것도 하고 있지 않다고 생각한다. 따라서 상실감을 맛보는 것이다. 금연을 시작하기 전에 확실히 머릿속에 새겨두자. 무엇인가를 잃어버리게 되는 자들은 담배를 피우지 않게 된 사람이 아니라 불쌍한 흡연자들이다. 그들이 잃어버리는 것은 다음과 같다.

- 건강
- 활기
- 금전
- 자신감
- 평정심
- 용기
- 차분한 마음
- 자유
- 자존심

흡연자를 부러워하는 쓸데없는 짓 따위는 그만두고, 대신 '정말 불쌍하고 애처로운 사람들은 바로 그들이다' 라고 생각하자. 사실이 그러하기 때문에.

당신은 헤로인 중독자를 부럽다고 생각하지는 않을 것이다. 일년 간 헤로인으로 사망하는 사람은 영국에서만도 300명이 넘는다. 그러나 담배가 원인이 되어 죽는 사람은 10만 명 이상으로, 세계적으로는 250만 명을 넘고 있다. 모든 마약 중독이 그러하듯 당신의 니코틴 중독 상태 또한 앞으로 더 좋아질 확률은 없다. 내일은 오늘보다, 모레는 내일보다…, 점점 더 악화되어 갈 뿐이다.

오늘 담배를 즐길 수 없다면 내일은 더 즐길 수 없을 것이다. 따라서 담배 피우는 사람을 부러워하는 마음일랑은 그만 접어두고 오히려 애처롭게 생각하라. 그 사람들에게는 무엇보다 당신의 동정심이 필요하다.

금연하면 살찐다!?

금연하면 살찐다는 것도 금연에 관한 잘못된 상식 중 하나이다. 이렇게 믿어지고 있는 것은 '정신력'으로 금연하려는 사람들이 금단현상을 완화하기 위해 과자와 같은 대용품을 입에 대기 때문이다.

다른 마약과 마찬가지로 니코틴에 한번 면역이 생겨버리면 금단현상을 완전히 완화한다는 것은 불가능하게 된다. 담배를 끌 때마다 니코틴이 재빠르게 몸 속으로 흡수되므로 니코틴에 의존하고 있는 사람은 흡수되어 버린 니코틴 대신에 항상 허기를 느끼는 것이다. 따라서 자연히 체인 스모커가 되어 버린다.

그러나 과거의 나와 같은 일부 사람을 제외하고, 흡연자들은 보통 다음의 두 가지 중 어느 한쪽의(또는 둘 다의) 이유로 체인 스모킹이 어렵다.

첫째, 돈 – 경제적 문제로 흡연량을 늘릴 여유가 없다.

둘째, 건강 – 금단현상을 완화하기 위해서는 독극물을 섭취하지 않으면 안 된다. 이렇게 니코틴을 건강에 해로운 독극물이라고 생각하면 피우는 개비 수는 자동적으로 억제된다.

따라서 흡연자는 불쌍하게도 항상 허기에 괴로워하지만 결국 그것이 충분히 채워지지는 못한다. 또 금연하면 과식이나 과음을 하기 쉬워져 생활을 원만히 컨트롤할 수 없게 되고, 그렇게 되면 더욱 강한 마약으로 공허감을 치유하려 하게 된다 (알코올 의존증 환자의 대부분은 헤비스모커이다. 이런 사실만 봐도 무엇에 대한 중독이나 의존증은 담배 자체만의 문제라고는 단정지어 말할 수 없다).

헤비스모커였을 때 나는 아침과 점심을 완전히 거르고, 낮 동안 계속 체인 스모킹을 하는 아주 힘든 생활을 하고 있었다. 저녁에는 단 한 개비도 피우지 않았으므로 하루종일 밤이 오기만을 학수고대했을 정도였다.

그러나 밤에는 밤대로 군것질을 했다. 그 때는 뱃속이 비어 있기 때문이라고 생각했었는데, 사실은 니코틴의 금단현상 탓이었던 것이다. 낮 동안에는 니코틴을 음식물의 대용으로 삼고, 밤에는 음식물을 니코틴의 대용으로 삼고 있었다고도 할 수 있다. 그 결과, 담배를 피우지 않는 지금보다 체중이 무려 13kg이나 늘어났었는데 그 체중을 줄이려고 온갖 방법을 다 써보았지만 도저히 줄일 수가 없었다.

일단 그 작은 악마가 사라져 버리면 불쾌한 불안감은 사라진다. 그리고 자존심이라는 멋진 감각과 용기가 되돌아온다. 그렇게 되면 식생활은 물론이고 그 밖의 모든 생활 습관들 즉, 자신의 인생을 자신감을 가지고 직접 컨트롤 할 수 있게 된다. 금연에는 많은 이점이 있다고 했는데, 이것도 그 중의 하나로 추가해 두기로 하자.

잘못된 금연동기는 실패로 가는 길

'정신력 금연법'에서는 잘못된 동기를 여러 개 세워놓고 그것으로 금연 의지를 강화하려는 방법이 있다. 잘못된 동기 부여에는 다양한 예가 있지만 전형적인 것을 들어 보자면 '담뱃값을 절약하면 온가족이 함께 즐길 수 있는 여행 자금을 마련할 수 있다'라는 것이 있다. 이것은 일견 논리적이고 현명한 접근처럼 보인다. 그러나 가슴 깊은 곳에서는 한 가닥 의심이 소용돌이치고 있을 것이다. '그 돈을 모으려면 앞으로 50주씩이나 금연해야 하는데…, 게다가 모았다 해도 과연 담배 없이 여행을 즐길 수 있을까?' 라고. 이렇게 되면 희생심만이 더 커져 결국 마음 속에는 담배가 점점 더 귀중한 존재로 자리잡게 된다.

'담뱃값만 절약하면 빨리 새 자동차를 살 수 있을 텐데…' 라는 것도 또 하나의 예이다. 그렇다, 이것도 역시 맞는 말이므로 자동차를 사기까지는 담배를 삼가게 될지도 모른다. 그러나 일단 새 자동차를 사고 자동차의 신선감이 사라지게 되면 언젠가는 다시 그 올가미에 빠지게 될 것이다.

'회사 동료나 가족과 함께 끊겠다고 약속했기 때문에'라는 것도 좋은 예이다. 틀림없이 며칠 간은 담배의 유혹에서 벗어날 수 있겠지만, 대체로 다음의 세 가지 이유 때문에 실패로 끝나게 된다.

첫째, 우선 동기가 잘못되었기 때문에

다른 사람이 금연한다고 해서 왜 당신도 금연하지 않으면 안 되는가? 금연할 마음의 준비가 되어있지 않은 사람은 이런 약속을 한다 해도 압박감만 늘어나 피우고 싶은 기분이 더 생길 뿐이다. 그리고 결국에는 약속한 사람들 몰래 숨어서 피우게 되고 담배에 대한 의존도도 더욱 높아지게 될 것이다.

둘째, 다른 사람에게 종속되어 있기 때문에

'정신력 금연법'은 피우고 싶은 기분이 완전히 사라질 때까지 고행과 같은 나날을 보내지 않으면 안 되고, 만일 중간 어디쯤에서 실패한다면 그동안의 고생은 물거품이 되고 말아 커다란 좌절감을 맛보게 된다.

그러나 모든 사람이 굳게 약속했다 하더라도 '정신력 금연법'으로는 어차피 누군가 한 사람은 반드시 실패한다. 그리고 그것이 눈에 띄게 되면 약속에 참가했던 전원은 기다리고 기다렸던 핑계를 얻게 된다. "내 탓이 아니야. 그 친구가 실패했기 때문에 다른 사람 모두 실패한 거야. 그 친구만 실패하지 않았어도 모두 금연할 수 있었을 텐데." 좋다, 당신은 의리가 깊어 친구 따라 강남까지도 가는 사람이라고 치자. 그러나 강남까지 가는 것은 어디까지나 자기 책임이지 왜 친구에게 그 책임을 돌리려고 하는가?

셋째, '평가의 공유'가 이루어지기 때문에

이것은 둘째와는 반대적인 이유이다. 금연했을 때의 성취감이라는 것은 참으로 멋진 것이다. 혼자서 금연을 시작하면 처음 2~3일 동안은 친구, 가족, 동료의 주목을 받게 되고 그것은 대부분 격려로 연결된다. 그러나 모두가 동시에 금연을 시작하면 평가도 공유해야 되므로 의욕도 그만큼 줄어들게 된다. 또, 실패해도 모두 그 책임을 골고루 나누게 되므로 그다지 체면을 구기지 않고도 지나칠 수 있게 되는 셈이다.

또 하나, 흔한 예를 들어보자. 나는 최근 TV에서 다음과 같은 장면을 본 적이 있다. 어느 경찰관이 담뱃갑에 20파운드짜리 지폐를 넣고 금연을 맹세하면서 스스로에게 이런 약속을 한다.

"피워도 좋다, 하지만 그 때는 이 20파운드짜리 지폐에 불을 붙인다!"

그는 이 방법으로 2~3일 간은 금연할 수 있었다. 하지만 끝내 그 지폐에 불을 질러버리고 말았다는 짧지만 긴 여운이 남는 에피소드이다.

잘못된 동기로 스스로를 속이는 짓은 이제 그만두자. 평생동안 담배에 허비하는 3천만원, 불치병에 걸릴 위험성, 가시지 않는 불쾌한 입냄새, 노예와 같은 생활, 주위 사람들로부터의 경멸에도 불구하고 도저히 끊을 수 없다면 속임수에 지나지 않는 이유를 서너 개 늘어놓는다 해도 아무런 의미가 없다.

대신 문제의 다른 측면을 정확히 보는 것이 중요하다. 즉,
- 담배는 어떤 이점이 있는가?
  - 전혀 아무것도 없다!
- 왜 피우지 않으면 안 되는가?
  - 전혀 피울 필요가 없다!

단지 스스로를 고통스럽게 할 뿐이다!

금단현상은 애초에 존재하지 않았다

 본 장에서는 담배를 '쉽게 끊는 방법'에 대해 설명하기로 한다. 나의 지시에 착실하게 따르면 금연은 쉬울 것이고, 잘 되면 즐겁다는 기분까지도 느낄 수 있다. 단, 머리카락을 갈색으로 물들이려고 마음먹은 빨간머리 소녀도 머리 염색제의 설명서를 제대로 읽지 않고 염색을 하면 원하지 않는 거무칙칙한 머리 색깔을 얻게 된다는 사실을 잊지 말기 바란다.
 금연은 맥빠질 정도로 정말 간단하다. 다음의 두 가지 지시에 따르기만 하면.
 첫째, 이제 두 번 다시 피우지 않겠다고 결심한다.
 둘째, 담배를 못 피우게 되었다고 섭섭해하지 않는다. 금연했다는 사실에 기뻐하라.

'이 두 가지만 지키면 금연할 수 있다고? 그렇다면 이 다음 페이지부터는 읽을 필요가 없지 않을까?', '왜 처음부터 바로 이렇게 말해주지 않았지?' 라고 당신은 생각할지도 모르겠다. 하지만 처음부터 이 말만 듣고 금연을 시작했을 경우 잘못하다가는 중간에 함정에 빠지게 되어 다시 흡연 상태로 돌아갈 가능성이 있다. 누구라도 비슷한 경험이 있을 것이다. 그러니 절대 안심하고 내 말에 계속 귀기울여주기 바란다. 나는 작은 악마의 달콤한 유혹에 넘어가 자신도 모르게 빠져버린 흡연 상태에서 벗어나, 즐거운 금연의 세계로 들어오고자 하는 당신을 진심으로 도우려는 착한 천사이다. 그러니 아무 의심하지 말고 끝까지 믿고 따라주기 바란다.

몇 번이고 거듭 말하지만 흡연이란 사악하고 교활한 올가미와 같다. 그런 올가미에서 벗어나는 것은 화학적인 의존을 끊어버리는 정도가 아니다. 무엇보다 세뇌된 머리를 말끔히 닦아내는 것이다. 그러기 위해서는 우선 흡연의 신화 즉, 잘못된 착각과 환상을 버리는 것이 중요하다.

나는 인생의 대부분을 금연하는 데 허비했고 마음도 언제나 우울했다. 그러나 마침내 금연에 성공했을 때, 하루에 100개비에서 단번에 0개비가 되는데 종전과는 달리 눈곱만큼의 고통이나 수고도 없었다. 이제 두 번 다시 담배를 피우지 않으리라는 것은 확실하다. 금연을 결심하고 시도한 이탈 기간 중에도 즐거웠었고 그 이후 한번도 담배를 피우고 싶다는 생각이 든 적이 없었으니까. 내 인생에서 최고로 멋지고 자랑스러운 일은 금연이었다.

 막상 금연에 성공했을 때는 어떻게 그렇게 쉽게 할 수 있었는지 나 자신도 이해하기 어려웠고, 그 답을 찾는 데도 상당한 시간이 걸렸다. 찾아낸 그 답을 당신에게 들려주면 다음과 같다.
 이전까지의 금연에서 나는 '될 수 있는 한 오래 참으면 피우고 싶은 기분이 자연히 사라지겠지'라고 생각했었다. 그러나 한편으로는 남아 있는 세뇌의 작용으로 다시 흡연할 수 있는 어떤 계기가 일어나기를 기대하고 있었다. 때문에 기분이 우울해지면 우울해질수록 피우고 싶은 기분이 점점 더 들뿐, 아무리 시간이 흘러도 피우고 싶은 기분이 사라지는 일 따위는 절대 일어나지 않았다. 그러나 나의 마지막 금연은 그 때까지의 경우와 완전히 달랐다.

 담배 문제에 진지하게 대응하는 최근의 사회풍조에 따라 나도 골똘히 생각해 보았다. 그 때까지의 나는 금연을 시도했다가 실패하면 '다음에 금연할 때에는 이보다 더 잘 할 수 있을 거야' 라고 스스로를 위로했었다.

그러나 그런 식으로 생각해서는 죽을 때까지 담배를 끊지 못한다는 사실을 당시의 나는 알아차리지 못했다. 마침내 그 사실을 알아차렸을 때, 나는 공포감으로 가득 찼고 이 문제를 심각하게 생각해보지 않을 수 없었다.

우선 무의식적으로 담배에 불을 붙이는 대신 피우고 있는 내 기분을 분석해보았다. 그렇게 함으로써 이미 알고 있는 사실을 새삼스럽게 인식했다. 담배는 불쾌한 것일 뿐만 아니라 실제로 불결하고 혐오스러운 물건이라는 사실을.

또 피우지 않는 사람을 관찰해 보았다. 그 때까지 나는 비흡연자라고 하면 어딘가 약해 보이고 사귀기 어려우며 까다롭다는 인상을 가지고 있었다. 하지만 자세히 관찰해 보니 그들이 오히려 강한 체격에 더 릴렉스 하고 있는 듯 했다. 인생살이에서 받는 스트레스나 긴장감도 잘 처리하며 사교 장소에서는 흡연자보다 더 즐거운 것 같았다. 그들은 절대적으로 활력이 넘치고 매력적이었다.

또 예전에 피웠지만 지금은 끊은 사람들의 이야기도 들어 보았다. 사실 그 때까지의 나는 '담배를 피웠지만 지금은 끊은 사람'이라고 하면, 건강이나 금전 상의 이유로 담배를 끊을 수밖에 없어서 끊은 것이고 사실 마음 속으로는 피우고 싶어 안달

하고 있을 것이라고 지레짐작하고 있었다.

 과연 이야기를 들려준 사람들 중에는 "때때로 피우고 싶은 마음이 들기도 하지만, 거의 그런 생각이 들지 않는 편이에요. 걱정할 정도는 아니죠"라고 말하는 사람도 2~3명 정도 있기는 했다. 그러나 거의 모든 사람은 "피우고 싶어진다고? 무슨 그런 농담을…. 금연하고 나서야 기분이 좋다 라는 말뜻을 진정으로 알 수 있었어요. 그 기분을 지금도 맛보고 있는데"라고 말하는 것이었다.

 이렇게 그들의 이야기를 들을 때만큼은 내 마음 속에서 끊임없이 맴돌던 '나는 태어날 때부터 의지가 약한 인간이어서 담배를 끊지 못하는 걸까?' 라는 의문은 말끔히 사라졌다. 흡연자라면 누구든 이런 악몽을 경험한다는 것을 알게 되었기 때문이다. 그래서 나는 이렇게 생각했다.

 '이 세상에는 담배를 끊고도 아무런 지장 없이 즐겁게 살고 있는 사람들이 많이 있다. 애당초 담배를 피워야만 하는 필요성 따위는 없었다. 불결한 담배에 익숙해지기까지 겪은 고생을 지금도 생생하게 기억하고 있지 않은가? 그렇다면 지금 이렇게 담배를 피울 필요가 있을까? 어쨌든 나는 담배를 즐기고 있지 않았던 것만은 틀림없어. 이렇게 몸이 불결해지고 주위가 지저분해지는 행위는 이제 지겨워. 남은 평생을 담배의 노예로 끝내야 하다니, 이젠 정말 싫어!'

그리고 나 자신에게 소리내어 말했다.

"알렌, 마지막 한 개비는 아까 이미 끝냈어."

그 순간, 이제 두 번 다시 담배를 피울 일은 없다는 강한 확신이 들었다. 간단하게는 할 수 없으리라고 생각되었던 것이 사실 너무나 간단했던 것이다.

담배를 끊기 전에는 '금연하면 몇 개월 동안은 우울하겠지. 때로는 담배가 피우고 싶어 못 견디겠지' 라는 생각도 나고 실제로 시도 때도 없이 담배 생각이 날 것을 각오하고 있었다. 그러나 막상 담배를 끊은 바로 그 때부터 나는 마치 천국에서 살고 있는 듯한 느낌이 들었다.

왜 이렇게 간단한가? 왜 비참한 금단현상이 나타나지 않을까? 이 궁금증이 풀릴 때까지는 상당한 시간이 걸렸다.

금단현상 따위는 애초에 존재하지 않았다! 의심이나 불안감이 들기 때문에 담배가 피우고 싶어지는 것이다.

금연은 아주 쉽다

이것은 참으로 멋진 사실이다. 금연이 어렵게 느껴지는 것은 금연을 하겠다는 결심이 부족하든지, 우물쭈물하든지 하기 때문이다. 몸이 니코틴에 의존하고 있을 때에도 비교적 장기간 동안 담배를 생각하지 않고도 지낼 수 있던 때가 있었을 것이다. 정말 고통스러운 것은 '한 개비 피우고 싶다' 는 생각이 끊임없이 떠오르지만, 곧바로 '피워서는 안 된다' 는 생각으로 이어져 참아야 하는 상황이다.

그러므로 마음 편하고 즐겁게 금연하는 요령은 마지막 담배를 피운 후, '이것으로 마지막이다' 라고 굳게 확신하는 것이다. 끊는다고 결심하고 끊은 사실을 '소망' 하는 게 아니라, '인식' 해야 한다. 결코 금연에 대해 의심한다든지 결심을 바꾼다든지 느긋하게 생각하지 말라. 금연하게 되었다는 사실에 오로지 기뻐하자.

그러나 이것은 '닭과 달걀의 관계' 와 조금 닮아 있기도 하다. '확실히 금연을 결심할 수 있으면 금연은 간단하다' 라는 것은 알았다. 그렇지만 금연이 간단하다는 사실을 몸소 체험해 실제로 알기 전에, 어떻게 해야 확실히 결심할 수 있을까? 그러니까 이 책을 끝까지 읽을 필요가 있는 것이다.

금연에는 기본적인 포인트가 몇 가지 있는데, 당신은 금연을 시작하기 전에 그것을 확실히 머릿속에 넣어 둬야 한다.

첫째, '나도 할 수 있다' 는 사실을 인식한다.
당신은 금연에 성공한 다른 사람들과 조금도 다르지 않다.

명심하라! 당신에게 담배 한 개비를 다시 피우게 만드는 사람은 오직 당신 밖에 없다.

둘째, '금연으로 잃는 것은 아무것도 없다. 오직 많은 이익이 있을 뿐이다' 라는 사실을 인식한다.

금연을 하면 건강하게 되고 쓸데없이 돈을 낭비하지 않고 지낼 수 있다. 뿐만 아니라 즐거울 때에는 더욱 즐겁게 되고, 괴로울 때에는 반면에 그 비참한 기분이 가볍게 된다.

셋째, '딱 한 개비 만…' 하는 마음가짐으로는 금연 상태를 유지할 수 없다는 사실을 인식한다.

흡연은 마약 중독이고 연쇄 반응이다. 딱 한 개비만 피우는 것은 무방하지 않느냐고 응석부리며 조름으로써 당신은 스스로를 속이고 스스로에게 죄를 짓고 있는 것이다.

넷째, 흡연 행위의 의미를 제대로 파악하라.

세상 어디에서나, 세상 누구나 아무 문제의식 없이 뇌까리고 있는 흡연 행위에 대한 다음과 같은 애매모호한 정의를 믿지 말라. 즉, '건강을 해칠 가능성이 있는 사회적으로 나쁜 습관.'

해칠 가능성이 아니라 틀림없이 해치고 있다. 나쁜 습관이 아니라 '마약 중독' 이다. 당신은 '선진국에서 치사율 1위의 마약 중독증' 이라는 흡연 행위의 본질을 정확하게 알아야 한다. 그것이 진실이기를 바라든 바라지 않든, 당신은 눈을 똑바로 뜨고 그 사실을 받아들여야 한다. 흡연 행위는 병적 행위이다.

당신이 현재 앓고 있는, 오래 전부터 앓아 도저히 나을 것 같지 않은, 악화되어 가는 지병이란 말이다. 똑바로 사실을 직시하지 않는 한 이 병은 절대 고쳐지지 않는다.

다른 지병과 마찬가지로 당신 스스로 고치려 하지 않는 한 평생 지속된다. 그리고 시간이 갈수록 점점 악화된다. 그 평생이 단 몇 개월이 될 수도, 며칠이 될 수도 있다. 그러므로 가장 좋은 치료 방법은 금연하는 것이고, 가장 좋은 치료시기는 바로 '지금' 이다.

다섯째, '니코틴 의존증' 과 '나는 흡연자' 라는 문제를 구별한다.

담배에 의존하기 전으로 돌아갈 수 있는 기회가 있다면 흡연자 모두 기꺼이 그 기회를 잡으려 들 것이다. 그 기회가 오늘 당신에게 특별히 주어졌다고 생각해보자. 담배를 '끊는다 = 잃어버린다' 라고 생각할 필요는 없다. 마지막 한 개비를 피우고 '끝냈어!' 라고 결심한 그 순간부터 당신은 이미 비흡연자인 것이다. 마지막 결단을 내린 순간, 당신은 인생 최고의 목표를 달성했다! 그 사실을 기뻐하라. 화학적 의존증이 없어지기를 잠자코 기다리면서 금연한 것에 대해 절대 섭섭한 마음을 갖지 말라. 이 순간부터 당신의 인생을 새롭고 즐겁게 바로 잡자. 담배를 끊은 인생은 매일매일이 더욱 멋지게 보일 뿐만 아니라 정말로 멋진 것이다.

금연을 간단히 실현하기 위한 열쇠는 우선 '이탈 기간 중(길어도 3주)에는 완전히 담배를 멀리한다'고 굳게 결심하여 마음을 다잡는 것이다. 그 때의 마음가짐이 올바르면 금연은 아주 간단하게 실현된다.

자, 내가 이 책의 서두에서 요청한 것처럼 오픈 마인드로 이 책을 차분하게 제대로 이해하면서 읽어 왔다면 지금쯤은 담배를 끊어버릴 결심이 확고하게 섰을 것이다. 자기 목에 매여 있는 쇠사슬에서 벗어나려고 이리저리 사방으로 발버둥치는 개의 모습을 떠올려 보아라. 니코틴에 대해서만큼은 당신도 그 개처럼 행동해야 한다. 당신의 목을 죄고 있는 올가미에서 벗어나려고 발버둥쳐야 한다. 독극물이 당신의 몸 속에서 저절로 빠져나올 때까지 가만히 기다리고 있을 수는 없지 않은가? 당신의 몸인데 누가 그일을 대신 해주기를 바라는가?

그러나 만약 금연을 앞두고 지금까지도 섭섭한 기분을 느끼고 있다면 다음 중 하나가 원인일 것이다.

첫째, '아직도 당신의 마음 속에는 내 이야기 중 이해하지 못하고 있는 부분이 있다.'

앞서 설명한 다섯 가지 포인트를 다시 한번 잘 읽어보고 그것들에 대해 수긍할 수 있는지 스스로에게 물어보기 바란다. 무엇인가 의심이 가는 점이 있으면 그것에 해당하는 장을 다시 한번 읽어보자.

둘째, '실패를 두려워하고 있다.'

아무 걱정하지 말고 이 책을 끝까지 읽기 바란다. 당신은 분명히 금연에 성공한다. 흡연 행위는 자신감과 관련된 거대한 트릭이다. 현명한 사람이라도 이 트릭에 걸릴 수 있다. 그러나 모든 트릭이 명확하게 밝혀졌는데도 속은 상태에서 벗어나지 못하거나 트릭의 구조가 샅샅이 해명되어 알려지고 있는데도 트릭에 걸린 상태로 있는 것은 바보만이 가능하다.

셋째, '저자의 의견에 찬성은 하지만 왠지 비참하게 느껴진다.'

우물쭈물하지 말도록! 눈을 똑바로 뜨자. 너무나 멋진 일이 당신에게 이제 막 일어나려 하고 있다. 당신은 그동안의 노예 생활에서 이제 곧 해방된다. 철모르던 청소년 시절, 자기도 모르게 붙잡혀 들어가 좋은 시절을 빼앗겼던 것이 분하지도 않은가? 당신이 만일 유대인이라면 저 '이집트 종살이'나 '바빌론 유수'를 계속 자청하여 감내할 것인가? 그 때도 물론 익숙해진 이집트에 그대로 남아 있기를, 낯익은 바빌론에 그대로 머물러 있기를 바란 사람들도 있기는 있었다. 그들은 더 이상 유대인이기를 포기했던 것이다.

'자유인의 탑'에 당신의 이름을 새겨놓고 자유롭게 사는 것이 아니라, '담배의 노예 장부'에 당신의 이름을 등록하고 비흡연자들의 눈치나 보며 살고 싶은가? 회사에서는 역겨운 냄새가 나는 흡연실이나 화장실에 걸터앉아, 집에서는 찬바람 부는 추운 베란다에서 오들오들 떨면서 지내고 싶은가? 담배 냄새가 싫다고 도리질하는 자녀의 얼굴에 억지로 뽀뽀하려다가 무안해 하면서, 공항의 흡연코너 울타리 안에서 사로잡힌 짐승처럼 웅크리고 서서 말이다. 그것도 아니면 당신의 지위가 다소 높다고 금연구역인 사무실이나 회의실에서 혼자 담배 연기를 내뿜으며 다른 사람들의 보이지 않는 눈총을 못 본 척하며 쓰라린 마음을 어루만질 것인가?

당신에게 이미 주어진, 애당초 자유롭게 날아다닐 수 있었던 드높고 넓은 하늘을 포기하고 좁은 새장 속으로 자청해서 들어가 파닥거리며 "아, 이것이야말로 진짜 자유이며 안식이야. 봐! 이렇게 자유롭게 날갯짓을 하며 날고 있잖아?"라고 하는 것과 무엇이 다른가? 좁은 새장만이 세상인줄 알고 새장 밖의 진짜 세상을 보지 못하는 당신. 진짜 세상은 원래 당신 것이었다.

새장 속으로 들어가게 된 것은 당신의 의도와는 상관 없는 운명의 장난이었다고 치자. 그러나 새장에서 나오는 것은 오직 당신의 결심에 달려 있다. 당신이 나올 결심을 하지 못하거나 나올 마음이 없다면 나도 어쩔 수가 없다. 그러나, 그렇더라도 이 책을 끝까지 읽어라. 당신이 보통 사람인 이상, 읽는 동안 당신의 자아는 살아날 것이고 사물에 대한 새로운 눈이 떠져 보다 좋은 상태가 무엇인지 판별하게 될 것이다. 나는 지금 이대로의 당신이 정말 애처롭다. 그래서 이제 그 새장에서 꺼내주려는 것이다. 처음에는 잘 날지 못할 지도 모른다. 새장의 그 좁은 공간에 익숙해져 있었으니까. 그러나 자신을 자세히 살펴보라. 당신에게는 여전히 잘 날 수 있는 날개가 있다. '나는 날 수 있다. 나는 힘차게 날 수 있는 새이다. 날다가 곤두박질 치는 일은 절대 없다'라고 자신을 굳게 믿기만 하라.

기분을 바르게 갖고 금연을 시작하는 것이 무엇보다 중요하다. '난 이제 비흡연자가 되었다. 이 얼마나 멋진 일인가!'라고 생각하라.
그 다음은 그 긍정적인 기분을 이탈 기간 중에도 계속 유지하면 된다(어떻게 하면 바른 기분을 지속할 수 있는가에 대해서는 다음에 생각해 보기로 한다). 그러면 이탈 기간이 끝나도 저절로 그런 기분이 들 것이다. 즉, '그토록 바랐던 이런 기분이 사실 너무나 당연하고 자연스럽지 않은가? 이렇게 자연스럽고 좋은 것을 왜 여태 몰랐지?'라는 상태가 된다. 그러나 여기서 두 가지만 주의하기 바란다.

첫째, 당신에게 마지막이 될 한 개비는 반드시 이 책을 다 읽고 난 다음에 피울 것.

둘째, 지금까지 몇 번이고 말했지만, 금단현상은 길어봐야 3주라는 것.

그렇다고 해서 '반드시 3주는 고생하지 않으면 안 된다' 라든가 '어떻게 해서든 3주만 참으면 담배로부터 해방된다' 라는 식으로 생각해서는 안 된다. 3주가 다 지났다고 해서 기적과도 같은 어떤 일이 일어날 리는 없다. 또, 3주가 지나자마자 갑자기 비흡연자로서의 어떤 특별한 기분이 느껴질 리도 없다. 비흡연자와 흡연자는 근본적으로 그다지 다르지 않다. 기분상으로는 아무런 변화가 없는 것이다.

'이제부터 담배를 피우지 않게 된다니 이 얼마나 멋진 일인가!' 라고 긍정적으로 생각하면서 금연을 시작하면 3주 후에는 피우고 싶은 기분이 깨끗이 사라진다. 그러나 '어떻게든 3주만 참으면…' 이라고 생각한다면 3주가 지나도 죽고 싶을 만큼 담배를 다시 피우고 싶을 것이다.

금단현상을 극복한다

 금연을 시작하고 나서 3주 동안은 금단현상이 생길 지도 모른다. 금단현상에는 다음과 같은 두 가지 측면이 있다.

 첫째, 니코틴의 금단현상
 공복감과 비슷한 공허감이나 불안감으로, 담배를 피우지 않으면 손이 심심하다고 느끼는 것은 바로 이 때문이다.
 둘째, 심리적 트리거(誘因 : 방아쇠) 기능
 어떤 상황(예를 들면 전화 통화 중)에 처하게 되면 자동적으로 앞에서 설명한 '하나, 니코틴의 금단현상'이 일어나고 동시에 그것을 완화시키려는 심리가 작동한다.

 '정신력 금연법'이 어려운 이유는 이 두 가지가 상반된 측면을 가지고 있다는 것을 이해하지 못했기 때문이다. 일단 금연에 성공했던 사람이 다시 담배 올가미에 빠져 버리는 것도 바로 이 때문이다.

니코틴의 금단현상이 육체적 고통까지는 수반하지 않지만 그렇다고 해서 얕잡아 봐서는 안 된다. 예를 들어 하루종일 아무것도 먹지 않으면 배에서 꼬르륵 소리가 나지만 사실 통증은 별로 없다. 그래도 공복감이 인간에게 미치는 영향력은 매우 커서, 먹지 않으면 초조해진다.

몸이 니코틴을 요구하는 것도 이와 비슷하다. 차이점이 있다면, 음식물은 우리 몸에 꼭 필요한 존재이지만 담배는 필요가 없다는 것이다. 기분만 바르게 가지면 육체적인 금단현상을 억제하는 것은 매우 간단하며 시간도 걸리지 않는다.

성가신 심리적 트리거 기능

그러나 정말 금연을 어렵게 만드는 것은 앞서 거론한 심리적 트리거 기능이다. 흡연자는 어느 특정한 시간이나 상황에 처했을 때 금단현상의 완화를 연상하는 습관이 붙어 있다. 예를 들어 '담배가 없으면 술맛이 떨어진다' 라는 것처럼.

좀더 쉬운 예를 들어보자. 당신이 어떤 자동차를 2년 간 운전

했는데, 그 자동차의 윙커 레버는 핸들의 좌측에 붙어 있다고 하자. 그런데 이번에 새로 산 자동차의 윙커 레버는 핸들의 오른쪽에 붙어 있다고 하자(이런 불일치는 수입차종에 따라 어쩔 수 없이 일어날 수도 있다). 그렇다면 당신은 새로 산 차의 윙커가 오른쪽에 있다는 것을 알고 있으면서도 처음 2~3주 간은 윙커를 작동시키려 할 때마다 그동안의 습관적인 조작에 의해 무의식적으로 왼쪽 레버 즉, 와이퍼 레버를 작동시킬 것이다.

담배도 이 윙커 레버 조작과 비슷하다. 금단현상의 초기에 금연을 실행하고 있는 사람이 갑자기 어떤 상황에 놓이게 되면, 트리거 기능이 작동하여 담배를 피우고 싶게 되는 것이다. 그렇다 해도 금연을 시작하기 전에 이미 당신의 머릿속에 찌들어 붙어 있던 세뇌만 말끔히 닦아내 버리면 이 트리거 기능은 전혀 작동하지 않는다.

그러나 '정신력 금연법'에 매달릴 때에는 금연하는 대신 자기가 무엇인가 희생을 치르고 있다고 생각하게 되므로 트리거 기능이 없어지기는커녕 강화되어 버린다.

예를 들어 레스토랑에서의 식사 도중에 같이 자리한 친구가 담배를 피우려고 꺼내는 모습을 봤다고 하자. 정신력으로 금연 중인 사람은 담배를 '빼앗겨 버렸다'고 느끼고 있으므로 그것을 보자마자 비참한 기분이 된다. 게다가 친구가 담배에 불을 붙이면 더욱 더 비참하게 된다. 이 지경에 이르게 되면 식사를 즐길 수 있는 상황이 아니다. 그래도 금연하겠다는 결심이 단단하고 오랫동안 참을 수 있는 사람은 결국 그 서글픈 운명을 받아들여 어떻게든 그 고비를 헤쳐나갈 것이다.

그러나 세뇌가 아직 일부 남아 있는 사람이나 건강이나 금전 문제로 금연을 하려는(이것은 금연과 관련하여 두 번째로 비참한 일이라고 생각하지만) 사람들의 경우에는 금연을 시작한 지 몇 년이 지나도 식사할 때마다 담배를 그리워하게 된다. 자기 마음 속에만 존재하는 환상으로 담배에 대한 그리움이 타올라 불필요하게 스스로를 고통스럽게 하는 것이다.

그런데 금연한 사람은 담배를 일종의 플라세보(역자 주 : 플라세보라고 하는 독도 약도 아닌, 약리학적으로 비활성 약품인 젖당·녹말·우유·증류수·생리적 식염수 등을 약으로 속여 환자에게 주어 유익한 작용을 나타낸 경우에 플라세보 효과가 나타났다고 한다. 현재 비교연구에 의해 의약품의 치료효과를 평가하기 위해 사용된다. 실제 성분적으로는 아무 효과가 나타날 수 없고 심리적으로만 효과가 난다)와 같이 생각하기 쉽다.

담배가 실제로는 아무런 쓸모도 없다는 것은 잘 알고 있다. 그래도 〈담배로부터 얻는 무언가가 있다〉고 믿는 사람들, 즉 '어떤 상태나 상황에서는 담배가 다소 도움이 되지 않을까?'

라고 하는 생각을 가진 사람은 이 책을 끝까지 읽고 금연을 해도 결국에는 실패로 끝나는 경우가 많다.

플라세보는 기능적으로는 아무런 도움도 되지 않지만, 사용방법에 따라서는 심리적 측면의 효과로 증상이 고쳐지는 효능이 있다. 그러나 담배는 절대로 그런 플라세보가 아니다. 담배는 스스로 증상을 만들고 또 스스로 그것을 완화시킨다. 그러나 시간이 지나면 담배로서도 그 증상을 완전히 치유할 수가 없게 되는 것이다.

담배를 전혀 피우지 않는 사람이나 금연한 지 오래된 사람과 비교해 보면 한층 이해하기 쉬울 지도 모른다. 예를 들어 이제 방금 남편을 여읜 여성이 있다고 하자. 그녀의 딱한 처지에 흡연자는 친절하게 대하고 싶은 마음이 발동하여 이렇게 말할 것이다.

"한 대 피워보세요. 기분이 착 가라앉습니다."

그녀가 흡연자의 친절을 받아들여 피웠다고 하자. 그녀는 현재 니코틴에 의존해 있지도 않고 완화시켜야 할 금단현상도 없으므로 한 대 피웠다고 해서 기분이 가라앉을 리가 없다. 그 한 개비를 다 피워도 눈앞에는 역시 현실의 슬픔이 보일 뿐이다. 게다가 이 한 개비를 비벼 끈 순간, 그녀에게는 이미 담배의 금단현상이 나타나기 때문에 슬픔은 전보다 더 커지게 될 것이다.

여기서 그녀에게 남겨진 선택은 일시적인 이 금단현상을 참고 견뎌내든가, 다시 한 개비를 피움으로서 우선 지금 막 생긴 금단현상을 해소하고 그 후 평생 이어질 고통의 사슬에 묶이든가 하는 양자택일 뿐이다. 담배가 할 수 있는 것은 일시적으로 마음의 상처를 어루만져 주는 것뿐이다. 그렇다면 위로의 말 한마디나 한 잔의 술과 마찬가지이리라. 그러나 담배는 말이나 술(물론 사람에 따라서는 중독을 일으키는 사람도 있지만 술 자체는 중독성이 없다)과는 달리 중독성을 내포하고 있다. 한번 손대면 빠져 나오기 매우 어렵다.

금연을 시작하기 전에 이미 머릿속에 세뇌되어 있는 부분을 때려부수는 작업이 대단히 중요하다. 잘 기억해 두자. 담배를 피울 필요는 없다. 담배는 마음의 의지가 된다 라든지 활기를 북돋아 준다 라고 믿으면 믿을수록 스스로를 고통스럽게 만들 뿐이다. 스스로를 비참하게 만드는 짓을 왜 해야 하는가?

식탁 앞에서 흡연하는 사람은 담배가 맛있기 때문에 피우는 것이 아니다. 피우지 않으면 가만히 있을 수 없기 때문에 피우는 것이다. 그들은 마약 중독자이므로 마약 없이는 식사도 인생도 즐길 수 없다.

'깨끗한 담배가 있으면 좋을 텐데…' 라고 생각하는 흡연자도 많을 것이다. 어떤 면에서는 깨끗한 담배라고 할 수 있는 물건이 있기는 하다. 허브 담배가 바로 그것이다. 그러나 허브 담배를 한번이라도 피워본 사람이라면 누구나 괜히 쓸데 없이 시간만 낭비했다고 생각할 것이다. 허브 담배는 아무리 피워도 니코틴 성분이 전혀 없기 때문이다.

즉, 담배는 단지 그 안에 포함된 니코틴을 섭취하기 위해 피우는 것이다. 니코틴에 대한 허기감만 버릴 수 있다면, 담배 같은 것은 피울 필요도 없다. 그런데도 다른 구차한 이유들을 대며 계속 피우려고 하는 당신, 이제 스스로를 속이는 짓은 그만두자.

금연을 하면 육체적 고통은 전혀 없으므로 기분만 바르게 하면 담배 따위는 아무 문제도 되지 않는다. 기분이 나쁘게 될 이유가 전혀 없는 것이다. '담배를 피우고 싶다'고 생각하면서도 한편으로는 '피워서는 안 된다'고 부정한다, 이것이 바로 문제이다.

피울까, 말까 하고 우물쭈물하는 대신에 그 반대의 기분을 갖도록 하자. 그리고 스스로에게 이렇게 말하는 것이다.

"무엇이 원인인지는 잘 알고 있어. 니코틴의 금단현상 때문이지? 흡연자는 그 때문에 평생 고통을 맛보고, 평생 담배를 피우지 않으면 안 돼. 그런데 담배를 피우지 않는 사람은 절대 그런 일로 고생하지 않아. 그것도 이 마약이 가지고 있는 사악한 측면들 중 한 가지인 거야. 내 몸 속에 자리잡고 있는 그 사악함을 밀어내려는 이 시도는 얼마나 멋진 일인가!"

금연을 즐기자

　금연을 하면 3주 정도는 니코틴의 금단현상을 느끼지만, 그 3주가 지난 뒤에는 멋진 일들만이 당신을 기다리고 있다. 당신은 지금 비참한 병을 극복하려 하고 있다. '성공해서 많은 보너스를 받으리라.' 이렇게 생각하면 금단현상도 즐길 수 있을 것이다. 그렇다, 금연은 기쁨으로 바꿔질 것이다.

　금연 프로세스 전체를 흥미진진한 게임이라고 생각하자. 그리고 니코틴 귀신은 뱃속에 기생하는 촌충과 같은 것이라고 가정하자. 그 촌충에게는 3주 동안 먹이를 주지 말아 굶어 죽도록 해야 한다. 그러면 촌충은 살아 남기 위해 담배에 불을 붙이도록 당신을 속일 것이다.

　때로는 당신이 비참한 기분에 휩싸이도록 조작할 것이다. 그리고 때마침 당신은 방심하고 있을지도 모른다. 누군가에게서 담배를 권유받을 때, 당신은 자신이 금연하고 있다는 사실을 깜

박 잊어버릴 지도 모르고, 금연하고 있음을 곧바로 기억해도 금연이 사교활동을 조금 방해하는 듯한 기분을 느낄 지도 모른다.

그러므로 이런 '미끼'에 대비해 사전에 마음의 준비를 단단히 해두지 않으면 안 된다. 어떤 종류의 유혹이라도 모두 당신 몸 안에서 기생하는 작은 악마가 일으키고 있다는 것을 당신은 알아야 한다. 그리고 당신은 그 유혹을 저지할 때마다 이 싸움에서 한 걸음 한 걸음 승리의 진군을 하고 있다.

무엇을 하고 있든 당신은 한시라도 담배를 잊어서는 안 된다. '정신력 금연법'으로 끊으려는 사람은 담배를 일부러 잊으려 하기 때문에 우울한 기분이 되는 것이다. '언젠가는 담배를 잊어버리게 해달라'고 빌면서 하루하루를 보낸다. 이것은 잠들지 못하는 밤과 비슷하다. 걱정하면 걱정할수록 실현은 더 어렵게 되는 것이다.

요컨대 담배를 억지로 잊어버릴 필요는 없다. 담배를 피우지 않는 것과 담배를 잊는 것은 전혀 다른 사안이기 때문이다. 이미 금연한 당신에게 담배 생각이 떠올라도 무슨 나쁜 일이 일어나는 것이 아니니, 걱정할 필요가 없다. 하루에 천 번도 넘게 담배가 떠오르더라도 그 한 번 한 번을 차분하게 음미하면서 금연의 즐거움을 맛보라. 자유의 몸으로 돌아오는 게 얼마나 멋진가를 상상하라. 그리고 이제 스스로를 질식시킬 필요가 없어진 기분을 찬찬히 음미하는 것이다. 그렇게 하면 고통도 기쁨으로 바뀔 것이고 담배를 자연스럽게 잊어버리는 스스로에게 스스로 깜짝 놀랄 것이다.

어떤 일이 있더라도 금연하기로 한 자신의 결단에 의심을 품지 말아야 한다. 한번 의심을 하게 되면 기분이 안 좋아지고 그 부정적인 기분이 작은 악마를 부추겨 담배를 피우게끔 당신을 유혹하므로, 결국 금연을 어렵게 만든다. 그래도 의문이 솟아나면 그것을 활력으로 전환해 사용하자. 우울한 기분이 되면 그것은 담배의 영향이 아니라고 생각하자. 친구들에게 한 개비를 권유받으면 자부심을 가지고 "이제 난 담배따위는 필요 없어요"라고 말하자.

무엇보다 기분이 처지게 되면 그것은 그 때뿐인 일시적인 현상이고, 당신은 순간순간 목표에 점점 더 가까이 접근하고 있다는 것을 잊지 말기 바란다.

때로는 심리적인 조작이라도 해서 '담배는 필요 없다'고 평생 동안 자신을 속이고 또 속이지 않으면 안 된다고 생각하는 사람도 있다. 그러나 그것은 잘못된 생각이다. 심리조작이란 낙관주의자가 컵에 물이 들어 있는 양을 보고 '물이 반씩이나 이나 들어 있는 컵'이라고 말하는 것을 비관주의자는 '물이 반 밖에 들어 있지 않은 컵'이라고 말하는 것과 같다. 이처럼 심리

조작은 아주 단순하다.

  자기 자신에게 '담배는 필요 없다' 라는 말을 평생 끊임없이 들려줄 필요는 없다. 처음에 몇 번만 들려주면 되는 것이다. 그러면 얼마 지나지 않아 그런 말을 생각할 필요조차 없어질 것이다. 왜냐하면 담배 그 자체에 이미 '담배 따위는 피울 필요가 없다. 가장 쓸모 없는 물건이다' 라는 진실이 담겨 있기 때문이다.

단 '한 모금'의 위력

'한 모금만….' 이런 순간적인 방심이 당신의 금연을 실패로 이끈다. 어떤 이유로 다시 피우게 되든 그 한 모금이 금연 의지를 파괴하는 힘의 강도는 아무도 알아차리지 못하고 있는 것 같다. 그런데 금연 후에 피우는 한 모금은 대체로 좋은 맛이 아니다.

"맛이 없잖아. 좋았어! 안심이야. 맛있다면 담배에 박힌 인이 아직 덜 빠졌다거나 흡연 습관이 남아 있는 것으로 판단할 수 있겠지만, 그렇지 않은 걸 보니 금연에 성공한 것 같아. 담배에 대한 충동이 줄어들은 게 분명해."

천만에! 사실은 그 반대이다. 잘 기억해 두기 바란다. 원래 담배는 맛있지가 않다!

당신이 흡연을 하는 유일한 이유는 작은 악마에게 먹이를 줘야만 한다는 것이다. 4일 간이나 먹이를 주지 않은 후의 한 개비는 그 작은 악마에게 얼마나 고마운 일인가 한번 생각해 보자. 본인은 자각하지 못해도 그 한 모금은 당신의 잠재의식으로 전해져, 지금까지의 굳은 당신의 결심을 갑자기 물렁하게 만들어 버리는 것이다.

이 한 모금은 당신에게 다음의 두 가지 악영향을 가져온다.

첫째, 당신 몸 속의 '작은 악마'를 소생시켜 온존하게 한다.

둘째, 더욱 지독한 것은 마음 속에 '큰 악마'를 키우게 한다.

한 모금을 피우면 다음의 한 모금은 더 쉽다. 누구나 처음에는 이 단 한 개비의 담배로 끔찍한 노예 생활이 시작되었다는 것을 잊지 말도록.

직업상 금연하기 어려운 사람

금연의 난이도를 결정하는 요소는 금연하려는 사람 수만큼 많다. 사람마다 성격도, 직업도, 사생활도, 활동시간도 각양각색이기 때문이다.

예를 들어 담배를 피우는 의사에게 금연은 특히 더 어려운 것 같다. 담배의 폐해를 너무나 잘 알고 있기 때문에 그들의 금연은 누구보다 쉬울 것이라고 생각하겠지만, 사실은 그렇지 못하다. 그것은 금연을 시작하는 타당한 이유가 될 수는 있어도 금연을 쉽게 할 수 있다는 보장은 못하기 때문이다.

왜냐하면,

첫째, 담배에 대해 너무나 잘 알고 있으므로 그만큼 더 쉽게 공포감을 가지게 되는데, 일단 공포감을 느끼면 금단현상을 완화시키고 싶어 담배를 피우게 된다.

둘째, 의사는 스트레스가 대단히 많은 직업이다. 거기에 더해 금단현상으로 인한 스트레스까지 짊어지기는 어렵다.
셋째, 죄의식 때문에 스트레스가 더욱 더 쌓인다. '의사는 환자의 모범이 되어야만 한다' 라는 일반적인 고정관념이 오히려 압박감으로 작용해 상실감을 증대시키기 때문이다.

의사는 자신을 꽉 죄는 일과를 틈타 휴식을 취하며 일에서 받는 스트레스를 잠깐이라도 해소하려고 한다. 금단현상을 치유해 주는 담배는 이 때 얼마나 귀중한가? 수술 집도나 끊임없이 이어지는 외래환자 진료 때문에 오랫동안 담배를 피울 수 없는 상황에 처해 있으므로 피우는 빈도로 봐서는 '가벼운 흡연자' 로 분류될 수도 있다. 그러나 음료수나 커피가 있어도 담배가 없다면, 즐거워야 할 휴식은 오히려 비참하게 될 뿐이다. 그리하여 상실감은 한층 더 커지게 되고 담배에 대한 온갖 즐거운 상상력이 부풀려지게 되므로 그 상황에서는 담배가 가장 큰 중요성을 갖게 되는 것이다.
그러나 어렸을 때부터 세뇌되어 축적된, 잘못된 정보들을 깨끗이 씻어내고 담배를 피울까 말까 주저하지만 않으면, 몸이 니코틴을 어느 정도 요구하더라도 휴식 시간에는 담배 없이 음료수만으로도 충분히 즐겁게 보낼 수 있다.

단조롭고 스트레스가 쌓이는 일에 종사하는 사람도 "금연은 아주 어렵다"라고 말한다. 전형적인 예는 운전기사나 가정주부인데, 주부가 '정신력 금연법'으로 금연할 경우 상실감 때문에 기분이 부정적으로 변하게 되어 결국에는 우울한 감정이 점점 커지게 된다. 그것이 하루의 전반적인 감정이 되어 일상을 지배하게 되는 것이다. 그래서 아무것도 아닌 일에 짜증을 내거나 자녀에게 화를 내고 이웃과 다투게 된다.

그러나 이것도 기분을 바르게 가지면 간단하게 극복할 수 있다. "나는 금연 중이다," "나는 금연자다"라는 사실을 항상 의식하고 있으면 된다. 걱정할 일은 하나도 없다. 그 때에는 자신의 몸에서 사악한 작은 악마가 떨어져 나가고 있다는 사실에 기뻐하자. 적극적인 태도를 가지고 모든 일에 임하면 피우고 싶다는 부정적인 갈망도 긍정적인 기쁨으로 바뀌게 된다.

기억해 두자. 나이, 성별, 지능, 직업 등을 불문하고 금연은 쉬우면서도 즐거운 것이다. 단, 나의 지시를 믿고 따르기만 한다면.

금연에 실패하는 두 가지 이유

금연에 실패하는 데에는 주로 두 가지 이유가 있다.

첫째는 주위의 흡연자들로부터의 영향이다.

금연을 하고 있는 당신의 마음이 약하게 변했을 때나 사교적인 자리에서 누군가가 담배에 불을 붙일 때, 당신이 취할 수 있는 대처법에 관해 나는 이미 많은 페이지를 할애하여 설명했다. 당신은 담배의 사슬을 끊어버렸다는 사실을 기뻐하기만 하면 된다. 피우고 있는 사람은 속으로 당신을 부러워할 것임에 틀림없고, 정작 동정을 필요로 하고 있는 것은 당신이 아니라 담배를 잊지 못하고 안절부절못하다가 결국 허겁지겁 꺼내 피우는 그들 자신인 것이다.

실패하는 둘째 이유는 '오늘은 불쾌한 일이 있었기 때문에'이다.

담배를 피우든 피우지 않든, 사람들은 모두 저마다 좋은 날 혹은 나쁜 날이라고 생각되는 날이 있기 마련이다. 그것은 모두 좋고 나쁘다는 감정의 정도의 문제이다. 안 좋은 일 없이, 좋은 일을 어떻게 얻을 수 있겠는가?

'정신력 금연법'의 결점은 불쾌한 일이 있었던 날에 불쾌한 기분을 느낀 그 순간 갑자기 담배를 떠올린다는 것이다. '피울까 말까…' 끙끙 앓기 시작하고, 결국 불쾌한 기분은 더욱 불쾌하게 되어 버린다.

이탈 기간 중에는 불쾌한 일이 있어도 냉정하게 받아들이자. 그리고 담배를 피우던 시기에도 불쾌한 일이 있었던 기억을 떠올려보자. 그리고 피울까 말까 끙끙 앓지 말고 그 반대가 되도록 노력하자.

'오늘은 그다지 좋은 날이 아니었지만 담배를 피운다 해도 기분이 좋아지지는 않을 거야. 내일은 틀림없이 좋은 날이 되겠지? 게다가 지금의 나에게는 저 지긋지긋한 담배를 버렸다는 사실에서 비롯되는 많은 보너스가 있지 않은가?

흡연자는 담배의 안 좋은 면에는 일부러 눈을 감고 마음을 닫고 있다. 기침이 나도 '담배 탓이 아니라 감기가 더디게 나아서 그런거야'라는 식으로…. 반대로 금연 후 무엇인가 잘 되지 않을 때에는 모두 금연 탓으로 돌리려고 한다. 금연 중에 자동차가 고장이라도 나면 서비스 차를 기다리면서 "담배를 안 끊었으면 이럴 때 담배라도 피우면서 느긋하게 기다리고 있을 텐데…"라고 중얼거린다.

그러나 여기서 당신이 깨닫지 못하고 있는 것은 담배가 어떤 문제를 해결해 준 적이라고는 예전이나 지금이나 단 한 번도 없다는 것, 당신은 '담배는 마음의 의지가 된다'는 환상을 품음으로써 스스로를 고문하고 있을 뿐이라는 것이다.

'담배가 마음의 의지가 된다'는, 그야말로 사람들이 제멋대로 상상력을 동원하여 안 좋은 방향으로 만들어낸 환상이다. 담배를 피울 수 없어 비참하다고 생각하고 있는가? 혹 피우고 있을 때가 더 비참하지는 않았었는지?

금연을 결심한 것은 누가 뭐라 해도 정말 올바른 행동이었다고 굳게 믿자. 적극적인 자세가 중요하다는 사실과 함께 그 결심을 의심함으로써 스스로를 못살게 구는 쓸데없는 짓은 이제 그만 두자.

대용품 사용은 효과가 없다

　대용품이란 껌, 사탕, 페퍼민트, 허브 담배, 금연초, 약 등을 말한다. 니코틴 성분이 함유된 것이나 안 된 것이나 마찬가지이다. 어느 것이라도 절대 사용하지 말 것! 담배를 피우고 싶은 충동에 휩싸일 때마다 대용품을 사용하면 그 충동이 오래 가게 되고 결국에는 금연이 더 어렵게 된다. 당신의 마음은 '이제 제발 그만 담배를 피워라. 왜 쓸데없는 짓을 하여 이렇게 자신을 괴롭히나? 그리고 너의 의지는 충분히 알았으니 다른 것으로라도 이 공허감을 채워야 하지 않겠느냐?' 라고 말할 것이다.

　이 때 대용품을 사용하는 것은 반드시 재범을 일으킬 범인의 지시나 기분이 나빠진 어린 아이의 투정을 들어주는 것과 똑같다.

다음 사항들을 머릿속에 넣어 두도록 하자.

첫째, 니코틴의 대체물은 없다.

둘째, 담배는 음식물이 아니라 독극물이다.

금단현상으로 괴로워하는 것은 흡연자가 아니라 작은 악마이다. 이것은 마약이 만들어 내는 못된 장난질이며, 작은 악마가 죽어가고 있다는 증거이다.

셋째, 담배는 공허감을 만족시켜주지 않는다. 오히려 공허감을 만들어 낼 뿐이다.

담배를 피울 필요는 조금도 없다는 사실을 당신의 머릿속에 집어넣자. 그것과 담배에 관련된 기존의 세뇌와의 교체가 빠르면 빠를 수록 그만큼 더 빠르게 당신은 자유의 몸이 될 수 있다.

니코틴을 함유한 껌이나 기타 니코틴 함유 제품은 특히 피하도록 하자. 이런 제품들은 금연 중에도 몸 속에 니코틴을 공급하여 금단현상을 일으키지 않도록 하는 일견 일리 있는 원리에 바탕을 두고 있기는 하지만, 사실 그것 때문에 오히려 진정한 금연이 더 어렵게 된다.

대용품은 세뇌를 오래 끌게 한다

흡연이란 바꿔 말하면 금단현상을 완화하는 행위이다. 니코틴에는 아무런 이점도 없고 담배는 단지 육체적인 금단현상을 치유하기 위한 것일 뿐이다. 따라서 담배에 대한 충동이 소멸되면 흡연 행위도 끝난다.

실제로 니코틴 때문에 일어나는 금단현상은 대단히 약해 사실 완화시킬 필요도 없을 정도이다. 흡연의 진정한 문제는 이미 앞에서도 설명했지만 육체적인 것이 아니라 심리적인 것이다. 따라서 니코틴이 함유된 껌을 씹을 경우 우리 몸은 오랫동안 니코틴에 화학적 의존을 하게 되고 그 결과 심리적 의존도 오래 끌게 된다.

모처럼 담배를 끊었지만 이번에는 엉뚱하게도 담배를 끊기 위해 선택한 니코틴 함유 껌에 중독이 된 사람도 많이 있다. 또 니코틴이 함유된 껌에 중독된 동시에 담배도 다시 피우게 된 사람도 있다.

'니코틴 함유 껌은 맛이 없기 때문에 절대 중독 따위는 안 될 거야…' 라고는 상상도 하지 말아야 한다. 처음 담배에 중독되었을 때도 그렇지 않았던가? 두 번 다시 그런 안이한 생각에 빠지지 말라!

대용품의 가장 큰 부작용은 흡연 문제(세뇌)를 오래 끌게 하는 데 있다. 정신력으로 금연했을 때 우울한 마음이 드는 것은 자신이 희생을 치르고 있다고 믿고 있기 때문이라는 사실은 당신도 잘 알고 있을 것이다. 이처럼 대용품을 사용하는 것은 하나의 문제를 또 다른 문제로 바꿔놓는 것일 뿐, 해결책이 되지는 못한다.

아무리 맛있는 과자라 하더라도 무리하게 입에 쑤셔 넣으면 맛있지 않을 것이다. 게다가 원치 않은 체중이 늘어나게 되어 비참해지므로, 또 다시 담배를 피우는 것으로 끝맺게 된다.

대용품 따위는 전혀 필요 없다. 몸이 바라는 것은 담배나 껌, 또는 과자가 아니라 니코틴이라는 독극물뿐이다. 그러나 그것을 원하는 기분이 들 때 잠시 동안 다른 일을 생각하면 곧바로 사라진다. 역으로 금단현상을 이용하자. 해로운 독을 몸밖으로 배출하는 것을, 마음으로부터 담배의 노예가 된 생활을 벗어내 버리는 것을 즐기자.

담배를 끊고 난 후, 2~3일 사이에 식욕이 살아나 식사량이 늘고 체중이 2~3Kg 늘었다고 해도 걱정할 필요는 없다. 잠시 뒤에 설명하게 될 '진실이 보이는 순간'을 당신이 직접 경험한다면 자신감이 생기기 때문에 모든 문제들을 적극적인 사고로 해결할 수 있게 된다.

단, 간식은 절대 안 된다. 간식을 먹으면 체중이 늘고 그럴수록 자신이 비참하게 느껴진다. 그렇게 되면 언제 담배를 끊었는지조차 알 수 없게 되어 버린다. 간식은 흡연 문제를 해결하는 데 도움이 되는 것이 아니라, 오히려 뒤로 미루게 하는 부정적인 효과를 낼 뿐이다.

이제 담배를 피울 필요가 없음을 진심으로 기뻐하라

내가 생각해도 여기까지 당신에 대한 나의 어드바이스는 상당히 명령적이었다. 그러나 이렇게 한 데에는 분명한 의도가 있다. 즉, 당신이 나의 어드바이스를 제안으로서가 아니라, '지시'로서 받아들이기를 바랐기 때문이다.

내가 명령조로 서술한 것은 첫째, 경험에 근거한 정당한 이유가 있기 때문이고 둘째, 많은 사례연구로 충분히 뒷받침되고 있기 때문이다.

그러나 '이탈 기간 동안에 다시 담배를 피우게 될 것 같은 장소를 피하는 편이 좋은가?'라는 질문에 관해서는 유감스럽게도 명령 스타일을 고수할 수 없다. 왜냐하면, 한사람 한사람이 스스로 결단을 내려야 하기 때문이다. 이 장에서는 이런 경우, 당신에게 도움이 될만한 어드바이스를 제시하고자 한다.

몇 번이고 말하지만 당신이 담배를 피우는 이유는 무엇인가를 두려워하기 때문이다.

첫째, '담배 없이 어떻게 살아갈 수 있을까?' 라는 불안감.

이것은 흡연자가 한밤중에 아직 잠이 오지 않는데도 불구하고 담배가 떨어졌을 때 패닉과 함께 느끼는 불안이다(역자 주 : 영국에서는 야간에 담배를 구입하기가 어렵다). 이 불안의 원인은 금단현상이 아니라 '담배 없이는 한시도 살아갈 수 없다' 라고 하는 심리적 의존 때문이다. 마침 가지고 있던 마지막 한 개비를 피워 버렸을 때, 금단현상 자체는 가장 낮은 수준인데도 불구하고 불안감은 절정에 이른다. 이것은 잘 알지 못하는 사물에 대한 공포로 가령, 다이빙을 처음 배울 때 맛보는 것과 아주 비슷한 공포이다.

높이 30cm의 다이빙대가 3m로 보이고, 수심 3m의 수영장이 30cm로 보이는 것처럼. 두려움을 이기고 발을 굴러 공중으로 튀어 오르려면 용기가 필요하다. 그렇게 튀어 오를 용기만 가질 수 있다면, 그 다음은 간단하다.

하루 20개비를 피우는 사람이 금연하기로 결심했지만 그 결심은 2~3시간 밖에 유지되지 못하고 결국 다시 한 대 피우고 말았다. 그러면 그 다음의 한 개비를 금연하기 전보다 훨씬 더 빠른 속도로 피워버리는 사람도 있다. 이것은 금연하겠다는 결심이 거꾸로 패닉을 일으켜 스트레스가 되었기 때문이다.

일반적으로 스트레스는 트리거 기능을 작동시킨다. 그러면 뇌가 '한 개비 피워라' 라고 명령하게 된다. 그러나 금연을 시작했으므로 그 명령에 따를 수 없다. '이제 금연했으니 피우면 안 된다' 는 또 다른 조정 명령이 떨어지기 때문이다. 그러면 상실감이 생기고 스트레스는 점점 더 늘어난다. 스트레스가 늘어감에 따라 트리거 기능은 더욱 강력하게 작동하고, 결국 퓨즈가 순식간에 끊어지면서 당신은 담배에 불을 붙이게 된다.

그러나 아무 걱정하지 말라. 이 패닉은 단지 심리적인 것으로, 담배에 의존하고 있다는 불안에서 오는 것이다.

그러나 이제 당신은 더 이상 그런 환상에의 의존 같은 것은 하고 있지 않다. 지금까지의 관성으로 아직 육체적으로는 니코틴에 약간 의존하고 있지만 심리적으로는 전혀 의존하지 않는 것이다. 내 말을 믿고 패닉에 빠지지 말고 금연이라는 수영장으로 과감하게 뛰어들기 바란다.

둘째, 미래를 긴 안목으로 봤을 때 느끼는 불안감.

'금연했으니 이제부터는 어떤 특수한 상황이 벌어져도 담배를 피울 때처럼 마음 편히 즐기거나 견디지 못하게 될 것이다' 라고 생각한다든지, 정신적으로 상처받았을 때 '담배를 못 피우게 됐으므로 마음을 다시 추스를 수 없게 될 것이다' 라고 생각하는 데서 오는 불안이다. 그러나 전혀 걱정할 필요가 없다. 금연에 일단 뛰어들면 사실은 정반대라는 것을 알게 될 것이다.

담배의 유혹을 피하는 방법은 다음과 같이 두 가지가 있다.

첫째, 손닿는 곳에 담배를 일체 두지 않는다.
 금연하고 난 다음에도 손닿는 곳에 담배를 그대로 놓아두는 사람이 있다. 이제 피울 생각은 없어졌지만 평소처럼 담배가 가까이 있는 편이 마음에 놓이기 때문이라는 것이 이유이다. 그러나 이와 같은 금연 방법은 담배를 완전히 감추는 경우보다 실패율이 높다. 이탈 기간 동안에 불쾌한 일이 발생하면 간단히 한 개비를 집어들 수 있기 때문이다. 반대로 피우지 않으면 정말 못 견딜 것 같을 때, 일부러 집 밖으로 나가 가게까지 가서 자기 손으로 직접 담배를 사지 않으면 안 된다면, 그렇게까지 부끄러운 행동을 하지 않으면 안 된다면, 그것이 싫어서라도 담배의 유혹을 극복하기 쉬울 것이다.

 그러나 손닿는 곳에 담배를 두면 실패율이 높은 진짜 이유는 바로 처음부터 끊으려는 의지가 부족하기 때문이다. 금연 성공의 두 가지 열쇠를 기억하기 바란다.

- 금연 결심에 의심을 품지 않는다.
- '이제 담배를 피울 필요가 없어진 건 멋진 일이다'라고 생

각한다.

어느 것이 되든 도대체 왜 담배 따위를 가까이 둘 필요가 있는 것일까? 필요할 때 언제라도 꺼내 피울 작정이 아니라면 말이다. 그럼에도 담배를 항상 몸에 지니거나 가까이 둘 필요를 느낀다면 이 책을 처음부터 다시 읽어 볼 것을 강력하게 권한다. 아직 무엇인가, 어떤 부분인가 완전히 이해하지 못하고 있는 것이 있을 것이다.

요는 담배에 대한 애착이나 그리움 같은 감정을 버려야 한다는 것이다. 그렇다고해서 담배에 대해 혐오감이나 미움과 같은 감정을 가지라는 것은 아니다. 다만 담배에 대해, 담배를 보더라도 그저 소용없는 물건처럼, 건사할 필요 없는 쓰레기처럼 무심한 감정으로 취급하자는 것이다.

둘째, 이탈 기간 중에는 스트레스가 쌓일 것 같은 상황(예를 들어 트럼프나 화투)을 피하는 것이 좋다? 또 '사교모임(예를 들어 회식)에 참석하지 않는 것이 좋다?

"스트레스가 쌓일 것 같은 상황은 피해야만 합니까?"라는 질문에 대한 나의 대답은 "그렇다"이다. 가능한 한 피하는 편이 좋다. 쓸데없는 부담감을 스스로에게 주는 것은 의미가 없기 때문이다.

그러나 "사교모임을 피해야만 합니까?"라는 질문에 대한 내 대답은 "아니오"이다. 금연 개시 직후라 하더라도 그런 자리에는 아무 거리낌 없이 참석하여 어울려 즐기도록 하자. 아직 니코틴에 의존되어 있는 상태이기는 하지만 이제 담배는 필요 없다. 심리적으로는 완전히 자유이기 때문이다. 육체적인 의존은 잠시 참으면 없어진다. 담배를 피울 때에도 그러지 않았던가? 이제는 파티에서도 담배를 피울 필요가 없다 라는 사실을 진심으로 기뻐하라. 담배 따위는 가지고 있지 않는 편이 더 좋다는 사실이 보여지게 될 것이다.

멋진 진실이 보일 때

'정신력 금연법'으로는
금연을 결코 맛볼 수 없다

 금연을 시작하여 약 3주가 지나면 진실이 보이는 순간이 찾아온다. '하늘이 드디어 맑게 개이고 있다'라고 느끼게 되면 그 때가 바로 세뇌가 완전히 사라지는 순간이다.
 담배를 피울 필요가 없다고 스스로에게 들려주는 이야기도 이젠 끝이다. 그 순간 올가미의 최후의 실타래가 '툭' 하고 끊어지듯, '이제부터는 두 번 다시 담배를 피우지 않고 즐겁게 살아갈 수 있다!'고 확신하게 되는 것이다.
 다른 흡연자가 동정의 대상으로 보이기 시작하는 것도 바로 이 순간부터이다. '정신력 금연법'으로 금연을 시도하는 경우,

이런 순간은 찾아오지 않는다. 금연을 했다고 기뻐해도 마음 한 구석에서는 희생을 치르고 있다는 생각이 들기 때문이다.

흡연 기간이 길었을수록 이 순간은 보다 더 기쁘고 찬란하다. 내 인생에 있어 좋은 일도 많이 있었지만 이 순간만큼 멋진 때는 없었다.

나의 테라피를 받고 담배를 끊은 사람들 중 절반 가량은 테라피 후에도 서로 소식을 나누고 있는데, 이들도 나와 완전히 똑같은 체험을 했다고 말한다. "그 순간이 인생에서 가장 행복한 때였다"라고…. 당신에게도 이런 행복이 기다리고 있다.

앞에서 이 진실이 보이는 순간은 금연 후 3주쯤 후에 찾아온다고 말했다. 그러나 이 책을 읽은 독자들의 반응과 내가 운영하고 있는 금연 테라피에서의 5년 간의 피드백으로 알게 된 결과로는, 이 순간은 금연한 지 2~3일 만에 찾아오는 것 같다. 내 경우에 그 순간은 최후의 한 개비를 끄기 직전에 찾아 왔었다.

테라피를 막 개설했을 당시, 아직 개인 테라피만을 하고 있던 무렵, 마지막 단계를 남겨 놓고 많은 참가자들이 이렇게 말했었다.

"선생님, 이제 아무 말씀도 하지 않아도 괜찮아요. 전 알게 되었어요. 내 인생에서 이제 두 번 다시 흡연할 일은 없다는 것을."

또 그룹 테라피를 받고 있는 참가자들은 이야기를 듣지 않고도 이 순간이 언제 일어나는지 알 수 있게 까지 되었다. 이 책을 읽고 있는 도중에 그 순간이 찾아왔다고 하는 편지 또한 많이 받고 있다.

기본적으로 이 책의 지시에 충실히 따르고 모두 이해한다면, 그 순간은 바로 찾아 올 것이다.

그 순간을 지나치게 의식하지 말 것

최근의 테라피에서 나는 육체적 금단현상이 사라지는 것을 확실히 아는 데 5일, 완전히 담배에서 해방되는 데 3주가 걸린다고 말한다. 그렇지만 어떤 의미에서 이렇게 가이드라인을 제시하는 것은 좋지 않다. 그것은 다음과 같은 두 가지 문제를 일으킬 위험성이 있기 때문이다.

하나는 적어도 5일 내지 3주 동안은 반드시 고생하지 않으면 안 된다고 생각하게 만들어 버리는 것. 두 번째는 '5일 동안, 혹은 3주 동안만 참으면 그 후에는 반드시 고양된 마음 상태가 찾아온다' 고 착각하기 쉬운 것.

5일 내지 3주 간은 즐거운 기분으로 지냈다 하더라도 바로 그 다음날 우연히 최악의 날이 찾아올 지도 모른다. 그렇게 될 경우, 진실이 보여지는 순간을 학수고대하던 금연자는 우울한 기분에 빠지게 되고 결국 자신감을 잃어버리게 될 것이다.

반면 내가 기간에 대해 아무런 가이드 라인도 제시하지 않으면 일단 담배를 끊은 사람들은 금연 후의 남은 인생 동안 계속 무엇인가 일어나기를 기다릴 지도 모른다. 특히 정신력을 사용하여 금연을 시도했을 때 이런 일이 자주 일어난다.

한 때 "그 순간은 금연 후 곧바로 찾아옵니다"라고 말해 버릴까 하고도 생각해 봤지만, 곧 생각을 고쳤다. 그렇게 단정적으로 확실하게 말했다가 만약 금연한 사람들에게 그 순간이 바로 찾아오지 않을 경우, 그들은 자신감을 잃을 것이고 그런 순간은 영원히 오지 않으리라고 자포자기 할 것이기 때문이다.

금연을 시작한 후 첫 3주가 가장 실패하기 쉬운 시기이다. 이 '3주 간'이라는 것은 과거에 내가 금연을 시도했던 몇 번의 경험과 나의 금연 테라피에 대한 피드백으로 이미 증명된 숫자이다.

끊기 시작한 후 약 3주가 지나면 담배를 피우고 싶은 충동은 자연스레 없어진다. 그렇게 슬그머니 담배 생각이 사라지기 때문에 그것이 정말인지 아닌지 증명해 보려는 마음에 일부러 담배에 불을 붙여 보는 사람들이 많다. 당신도 아마 그러지 않을까? 오랜만에 다시 피워보는 그 한 개비는 이상야릇하고 고약한 맛이다. 그 맛을 느끼고 난 후 이제 담배를 끊을 수 있었던 이유를 스스로 이해하게 된다.

그러나 이해함과 동시에 당신은 니코틴을 몸 속에 다시 흡수해 버렸다. 마음 깊은 곳에서는 작은 악마의 유혹하는 소리가 들려온다.

"또 피우고 싶지 않아?"

당신은 '두번 다시 니코틴에 중독되는 것은 싫다' 라고 생각하고 있으므로, 그 유혹을 거부하고 우선 안전 기간이 지날 때까지 참으며 기다린다. 그리고 그 다음 다시 작은 악마의 유혹에 사로잡혔을 때에는 다음과 같이 생각한다.

'역시 그 때는 중독된 게 아니었어. 다시 피우지 않았으니까 이미 중독에서 벗어난 거야. 다시 한 개비만 피워볼까? 한 개비 정도는 피워도 괜찮을 거야. 내가 금연자인지 아닌지 확실하게 시험해 볼 필요도 있으니까.'

이 순간, 당신은 다시 올가미를 향해 미끄러져 내리기 시작한 것이다.

중요한 것은 진실이 보이는 순간을 무작정 기다리거나 시험하는 것이 아니라, 마지막 한 개비를 다 피우고 끈 순간 담배와는 인연을 끊었다고 굳게 믿는 것이다. 무엇인가 일어나기를 일부러 기다릴 필요는 없다! 누가 뭐라해도 당신은 이제 담배를 피우지 않는 비흡연자이다.

자, 처음부터 새로 시작하자. 그리고 인생을 즐겨보자. 그러면 진실은 자연히 보일 것이다.

자, 이제 마지막 한 개비를 피우자

드디어 마지막 한 개비를 피울 때가 되었다. 하지만 그 전에 기본적인 점을 두 가지만 확인하고자 한다.

첫째, 금연에 성공한다는 확신을 가지고 있는가?

둘째, 금연하게 된다는 사실, 다시 비흡연자로 되돌아간다는 사실이 섭섭하게 느껴지거나 비정하게 느껴지지는 않는가? 아니면, 멋진 수확을 기다리는 마음처럼 마냥 설레이는가?

이 두 가지 질문에 답을 하는 데 있어 조금이라도 미심쩍은 사람이나 자신 있게 답할 수 없는 사람은 일단 여기서 읽기를 중단하고, 이 책을 처음부터 다시 읽기 바란다. 다시 읽는 것이 귀찮다고? 그렇다면 담배를 끊겠다는 당신의 마음은 진심이 아니었나? 진심이 아니었다면 금연을 시작하기 전에 지금이라도 다시 마음을 굳게 다잡는 것이 좋다. 지금까지 읽은 것이 아까워 충분히 납득하지 못한 상태로 담배와의 시합에 나설 경우, 당신은 그저 1패를 더 추가하게 될 뿐이다.

다시 착실하게 마음의 준비를 하고 단단한 맷집을 갖추고 난 후, 한판 승부를 벌여 KO 승을 거두기 바란다. 어차피 몇 년 혹은 몇십 년 동안 피워온 담배가 아니었던가? 이 책을 다시 읽는 데 시간이 조금 더 걸린다고 해서 그것이 큰 문제이겠는가? 정말로, 진심으로 당신이 담배를 끊으려 한다면….

준비가 다 됐다고 생각하는 사람은 마지막 한 개비를 피우도록 하라. 단, 혼자서 피울 것. 절대 무의식적으로 피우지 말 것. 한 모금 한 모금에 모든 의식을 집중할 것. 생애 최후의 담배라는 비정함, 섭섭함, 아쉬움과 같은 감상에 절대 젖지 말 것. 오로지 당신의 모든 감각들을 예민하게 살려 냉정하게 직시할 것. 담배 맛과 냄새에 집중할 것. 발암성 성분을 포함한 연기가 폐로 깊숙이 들어가는 감촉에 집중할 것. 담배의 독소(니코틴, 타르…)가 혈관을 가득 채우는 느낌에 집중할 것. 니코틴이 몸 속에 고루 퍼지는 감각에 집중할 것. 화학 독극물이 온 몸의 장기에 침투하여 파괴하는 소리에 집중할 것. 검게 쪼그라든 폐, 지극히 황폐해지고 쇠약해진 당신의 몸을 상상할 것!

그 한 개비를 다 피우고 난 후 천천히 혹은 단호하게 고개를 들고 앞으로 두 번 다시 이런 감각을 맛보지 않고도 지낼 수 있다는 황홀함을 느껴라. 황홀함이 쉽게 느껴지냐고? 느끼는 쪽으로 의식을 가져가면 얼마든지 느낄 수 있다. 당신의 의식은 당신만이 움직일 수 있다. 누가 대신 움직여주는 것이 아니다.

자, 이제 드디어 지긋지긋한 노예 생활에서 해방되는 기쁨을 맛볼 차례이다.

마치 저 길고 지겨웠던 어둠의 터널 속에서 햇빛이 '쨍' 하고 내려 비추는, 모든 것이 신선하게 살아 움직이는 새로운 세계로 빠져 나온 것 같지 않은가?

최후의 경고

    담배에 중독되기 전으로 돌아갈 수 있는 기회가 주어졌다고 하자. 이 책을 여기까지 읽어온 사람이라면, 그런 기회가 생긴다면 절대 다시 피우지 않을 것이다.
    나의 테라피에 오는 사람들 중에는 나의 모든 지도 과정을 착실하게 참여하지도 않고 자기에게 솔깃한 부분만 들은 뒤, "오늘 많은 도움이 되었습니다. 금연은 제가 하는 것이니, 선생님은 약간만 도와 주시면 돼요. 바로 오늘처럼요. 제가 두 번 다시 담배를 피우는 일은 이제 없을 겁니다" 하며 자신 있는 듯 집으로 돌아가는 사람들이 많이 있다.
    그들은 실제 그것만으로도 금연에 성공하여 몇 년 동안은 담배 없이 행복한 생활을 보내는 경우도 있지만, 결국 다시 담배의 올가미에 빠져 버리고 만다. 왜 그럴까? 그건 바로 자신이 관심 있는 부분이나 흥미에만 신경을 쓰고, 전반적인 이해나 세부적인 주의사항에 대해서는 주의와 실천이 부족했기 때문이다.

이 책을 끝까지 읽는 당신은 그런 사람들과는 달리 완전히 금연할 수 있을 것이다. 그래도 방심은 금물이다. 간단히 끊을 수 있는 사람은 간단히 다시 피울 수도 있기 때문에.

두 번 다시 담배의 올가미에 걸리지 말라!

아무리 오랫동안 금연하고 있는 사람이라도, 두 번 다시 피우지 않겠노라고 자신하고 있는 사람이라도,

'어떤 이유에서든 단 한 개비라도 피우지 않는다.'

이것을 이제 당신 평생의 절대적 규칙으로 삼기 바란다. 담배회사가 광고에 쏟아 붓는 수백억원의 돈뭉치에 두들겨 맞아 쓰러지지 않도록, 담배가 세계 최고의 살인범이자 마약이며 독극물이라는 사실을 잊지 않도록.

당신 스스로를 과신하거나 시험하지도 말라. 담배보다 내가 강한가 약한가 따지지도 말고, 이길 수 있는지 어떤지, 견딜 수 있는지 어떤지 헛된 저울질도 하지 말라.

그저 이제 당신과는 인연이 없는, 아무런 의미도 가치도 없는 한낱 무기물에 지나지 않는다고 생각하라.

겉으로는 아무 힘도 없는 것처럼 보임으로써, 너무나 안 좋은 맛을 느끼게 함으로써 오히려 우리를 방심하게 만들어 유혹하는 첫 한 개비의 본질을 절대 잊지 말자. 실제로 그 첫 한 개비를 피우기 전까지는 아직 완화시켜야 할 금단현상도 없고 담배 맛도 형편없다. 그러나 그 한 개비의 담배가 니코틴을 몸 속으로 주입하면서 퍼져 들어가고 나서 담배를 끌 즈음에는 마음 속 깊은 곳에서 작은 악마의 목소리가 들려 온다.
"다시 한 개비 피우고 싶지 않아?"
이 때 당신에게 주어지는 선택은 잠시 동안 비참한 기분이 들겠지만 참고 견디든지, 몸이 불결해지고 주위가 지저분해지는 그 지긋지긋한 연쇄 행동으로 다시 빠져들어 가든지 둘 중 하나이다.

출간 후 지금까지

이 책의 초판이 출간되고 지금까지 나는 나의 금연 테라피에 참가한 사람들과 이 책을 읽은 독자들로부터 다양한 피드백을 받았다. 금연 테라피를 개시할 당시에는 정말 대단했다. 소위 금연 전문가들 사이에서 나의 금연 방법은 놀림감이 되었던 것이다. 그러나 지금은 '영국 내에서 가장 효과적인 금연 방법'이라는 빛나는 지위를 획득했고, 그 평판은 이제 세계 각국에도 널리 퍼져 있다.

나는 내 힘으로 사회를 변혁시키겠노라고 하는 거창한 공상 따위에는 절대 빠져 있지 않다. 나의 투쟁은—이것은 특히 강조해 두고 싶은 것인데—흡연자에 대해서도 담배라는 물품에 대해서도 아닌, 담배를 일상적으로 피우는(물론 그것도 자기도 모르는 사이에 중독되어) 흡연 행위 그 자체에 대한 것이다. 그리고 이 일을 하는 것이 그저 즐겁기 때문이라는, 지극히 개인적인 이유로 이 싸움에 임하고 있는 것이다.

누군가가 담배를 끊었다는 소식을 듣는 것만으로도, 그 누군가라는 사람이 나와 아무 관계가 없는 사람이더라도, 나는 너무나 기쁘다. 이제 당신은 내가 지금까지 수년 간에 걸쳐 얼마나 많은 감사 편지를 받았고, 내가 얼마나 기뻐하고 있는지 상상할 수 있겠는가? 그러나 동시에 초조하기도 하다. 왜냐하면 다음에 설명할 두 종류의 흡연자들 때문이다.

간단히 끊었어도
다시 피우기 시작하는 사람

첫 번째 종류는 처음에는 간단히 끊을 수 있었지만 다시 피우기 시작하여 그 후에는 절대 끊을 수 없게 된 사람들이다. 이 부류에 속하는 사람은 이 책의 독자들뿐만 아니라 테라피에 찾아오는 흡연 환자들 중에도 있었다.

2년 전 어느 날, 한 남성에게서 전화가 걸려 왔다. 정신이 극도로 혼란스러운 상태였던 그는 울면서 나에게 이렇게 말하는 것이었다. "일주일만 담배를 끊게 해주신다면 천 파운드라도 드리겠어요. 일주일만 피우지 않고 지낼 수 있다면 금연하는 방법을 저 스스로도 알게 될 것 같아요."

내가 나의 테라피는 일정 요금제이기 때문에 그 이상은 지불할 필요가 없다고 말하자, 그는 즉시 그룹 테라피를 신청했다. 그 결과 본인도 깜짝 놀랄 만큼 아주 간단하게 담배를 끊을 수 있었다. 그 후 그는 지극히 정중한 감사 편지까지 내게 보내왔다.

나는 테라피의 마지막에 언제나 이렇게 말한다. 그에게도 예외는 아니었다.

"이제부터는 단 한 개비라도 피워서는 안 된다는 점을 잘 기억해 두기 바랍니다."

"안심하세요, 선생님. 끊어버린 이상 이제 두 번 다시 담배를 피우지 않을 거예요."

그러나 이렇게 시원시원하게 대답하는 사람일수록 나의 충고가 제대로 전달되지 않았을 확률이 크다는 것을 나는 경험상 알고 있다.

"그렇게 장담하고 싶은 기분은 잘 알겠지만 6개월 후에는 과연 어떤 기분이 들까요?"

"문제 없어요. 이제 두 번 다시 피우지 않을 겁니다!"

그리고 일년 후, 다시 전화벨이 울렸다.

"선생님, 송년회에서 술을 마시며 딱 한 개비만 피웠을 뿐인데…, 지금은 하루에 40개비나 피우는 체인 스모커로 돌아오고 말았어요!"

"제게 전화를 처음 걸었을 때를 기억하십니까? 일주일만 끊을 수 있다면 천 파운드라도 내겠다고 말하지 않았었나요?"

"그 때 일은 지금도 선명하게 기억하고 있습니다. 정말 바보 같았어요."

"테라피가 끝났을 때 이제 두 번 다시 피우지 않을 거라고 장담하지 않았던가요?"

"그랬죠…. 정말 어리석었어요."

공교롭게도 이 남자가 두 번째 테라피에 참가했을 때 나에게 이런 이야기를 들려주었다.

"좀 들어 보세요. 글쎄 제 아들 녀석에게 스물 한 살이 되는 생일날까지 담배를 피우지 않으면 천 파운드를 주겠다고 했더니, 진짜 그 때까지 단 한 대도 안 피우지 뭡니까? 그래서 정말 천 파운드를 주었어요. 그랬었는데 스물 두 살이 된 지금의 녀석은 마치 굴뚝이라도 달린 것처럼 '펙펙' 피워대고 있는 거예요. 정말 바보 멍청이 같아요. 어떻게 이런 일이 일어날 수 있을까요? 선생님, 믿을 수 있는 일입니까?"

나는 이렇게 대답했다.

"왜 아드님을 바보라고 하시는 겁니까? 아드님은 적어도 21년 간은 올가미에 걸리지 않았었습니다. 그런데 담배를 피우면 얼마나 비참하게 되는지 모르고 피우기 시작했던 것입니다. 생각해 보세요. 당신은 그 비참한 기분을 너무나 잘 알고 있을 텐데 왜 일년밖에 금연 상태를 유지하지 못했었나요?"

이런 사람은 아직 중독증이 고쳐지지 않아서 담배가 그리워지기 때문에 다시 피우게 되는 것이라고 생각하지만, 사실은 그 반대이다. 이런 사람들에게 금연이란 아주 간단한 행위이기 때문에 담배에 대한 두려움을 느끼지 못하는 것이다.
"딱 한 개비 정도라면 피워도 괜찮을 거야. 바로 다시 끊어버리면 간단히 금연 상태로 돌아갈 수 있으니까."
그러나 유감스럽게도 실제로는 그렇게 마음먹은 대로 되지 않는다. 담배를 끊는 것은 사실 간단하지만, 중독증을 내 마음대로 컨트롤하는 것은 그다지 간단하지 않다.
비흡연자가 되는 절대 조건은 '어떠한 경우에도 절대 피우지 않는 것' 이다.

끊기를 두려워하는 사람

나를 초조하게 하는 두 번째 흡연자 부류는 끊기를 두려워하는 사람, 일단 끊었어도 발버둥치며 고통스러워하는 사람이다. 그 원인으로는 다음의 네 가지를 들 수 있다.

첫째, 실패를 두려워한다.
실패 자체는 부끄러운 일이 아니다. 실패가 두려워 어떤 일을 해보지도 않고 포기하는 것이 오히려 더 바보 같은 짓이다. 다음과 같이 생각하도록 하자. 당신이 어떤 일을 해보려고 마음 먹었다. 하지만 성공할 가망은 없다. 그러나 길고 짧은 것은 대봐야 안다. 금연의 경우, 아무리 최악의 상황에 처하더라도 실패라는 결과를 얻을 뿐이고, 설사 실패했다 치더라도 지금보다 더 나쁜 상황에 빠질 리도 없다. 그런데 만일 성공한다면? 성공하여 다시는 담배의 올가미에 빠지지 않고 살 수 있다면? 그 삶이 얼마나 멋질 것인가를 상상해 보기 바란다.

둘째, 패닉에 빠지고 비참하게 될 것을 두려워한다.
금연한 후 문득 유혹의 소리가 들려올 때, 그럼에도 불구하고 다음의 한 개비를 피우지 않는다면 당신에게 어떤 두려운 일이 일어난다고 생각하는가? 전혀 아무것도 일어나지 않는다.

오히려 그 유혹에 넘어가 다시 한 개비를 피움으로써, 정말 두려운 일이 일어난다. 하여튼 패닉은 담배가 원인이므로, 담배 생각을 안 하면 된다. 더불어 담배가 가져다 준다고 생각되는 모든 긍정적인 현상은 단지 환상에 지나지 않는다는 것을 분명히 인식한다면, 패닉은 봄 안개처럼 금세 사라져 버릴 것이다.

금연의 가장 큰 장점은 바로 이 공포심이 사라진다는 것이다. 실제로 존재하지도 않은 흡연의 즐거움을 위해서라면 손발을 잘라도 좋다고 정색하여 생각할 정도로 패닉에 빠지기도 하는 흡연자도 있는 것 같다. 당신도 만약 패닉을 느낀다면 일단 심호흡을 하라. 심호흡을 몇 번 하면 잠시 후 마음이 편안해진다. 그리고 당신은 이미 담배를 끊은 사람이자, 금연자이며 비흡연자임을 마음 속 깊이 의식하라. 만일 주위의 사람이 당신에게 하는 말이 당신을 비참하게 만들 가능성이 있다면, 일단 그 자리에서 벗어나도록 하자. 차고이든 복도이든 회사 내의 회의실이든 어느 장소라도 좋다. 일단 피하면 된다. 그리고 푸른 하늘을 바라보며 스스로 친 울타리에 갇혀 사는 흡연자들을 불쌍히 여기며 노예 생활에서 벗어난 당신의 용기를 스스로 자랑스러워하라.

울고 싶어져도 부끄러워하지 말자. 운다는 것은 긴장을 푸는 아주 자연스러운 행위이다. 마음껏 울고 나면 누구라도 기분이 좋아진다. 감정은 속으로 묻어두는 것보다 밖으로 나타내는 것이 자연스럽고 몸에도 좋다. 고함을 지르거나, 아우성을 치거나, 히스테리를 일으켜도 좋다. 종이상자든 캐비닛이든 발로 힘껏 걷어차버리자. 이처럼 고통스러운 과정은 패해서는 안 되는 권투시합이라고 생각하자. 그리고 반드시 맞이하게 될 승리의 기쁨을 온 몸으로 맛보는 것이다.

셋째, 나의 지시에 따르지 않았다.
놀랍게도 나의 사무실로 찾아와 "당신의 책은 잘 읽어보았어요. 좋은 것 같긴 한데…, 당신의 방법은 내게 잘 안 맞는 것 같아요"라고 말하는 사람이 아주 가끔 있다. 그러면서 그는 나의 지시를 하나 정도, 또는 자기 나름대로의 판단에 따라 별로 중요하지 않다고 느낀 몇 가지, 심한 사람은 거의 모두를 그대로 지키지 않았다고 말하는 것이다(나의 지시에 대해서는 나중에 요약된 체크리스트로 정리하여 제시하기로 한다. 반드시 하나씩 하나씩 진지하게 음미하며 확인하기 바란다). 당신이 나라면 그에게 뭐라고 말할 것 같은가?

넷째, 나의 지시를 올바르게 이해하지 못했다.
그 주된 원인으로는 다음과 같은 것들을 들 수 있다.

① '담배가 절대로 잊혀지지 않는다' 라고 생각하니까.

잊혀지지 않는 것은 당연하다. 무리하게 잊으려고 하기 때문에 오히려 담배에 대한 공포심이 생겨나 비참한 기분이 드는 것이다. 잠이 오지 않는 밤에 필사적으로 잠들려고 하면 잠이 더 오지 않는 것처럼, 노력하면 할수록 어려워지는 것이다. 담배를 피웠다가 금연 중인 사람들은 하루 중 대부분은 담배 생각때문에 안절부절한다.

중요한 것은 담배와 관련하여, 담배가 동기가 되어 어떤 생각을 하는가 이다. '아, 담배를 피우고 싶다' 라든지 '언제쯤이면 담배에 구애받지 않는 자유의 몸이 될까?' 따위를 일부러 생각하면 할수록 당연히 비참해지는 것이다.

'해냈다! 난 자유다!' 라고 생각하면, 자유로 충만한 기분이 된다. 마찬가지로 '나는 이제 담배를 봐도 아무 생각이 없는 사람이야. 이 편안한 마음…, 난 행복해!' 라고 생각하면 행복으로 벅찬 마음이 된다.

② '육체적 금단현상은 언제쯤이면 사라질까?' 라고 생각하니까.

니코틴은 너무나 빠른 속도로 몸 안에 흡수된다. 그러나 당신이 니코틴을 원하는 마음을 언제 버리느냐 하는 것은 순전히 당신에게 달렸다. 일상적인 공허함과 불안한 기분은 보통 공복감이나 우울, 스트레스 때문에 일어난다. 당신이 피우는 담배는 그런 기분을 완화시켜 주고 해소시켜 주는 것 같지만, 사실 그것은 일시적인 니코틴의 작용일 뿐, 결과적으로는 공허함이나 불안감의 정도를 더 높여준다.

정신력으로 금연을 하면 몸은 니코틴에 대한 요구를 끊었어도 공복감이나 스트레스를 느낄 때마다 '이건 담배를 원하기 때문이야. 네겐 담배가 필요해. 담배를 피우면 만족감과 평화를 얻게 되지' 라는 악마의 속삭임이 들려온다.

그런데 실제 니코틴의 금단현상은 있는 것조차 모를 만큼 아주 가벼워서 '담배를 피우고 싶은데…' 라는, 아주 언뜻 스치듯이 지나가는 감각밖에 인지할 수 없을 정도이다. 담배 생각이 떠오르면 신경 쓰지 말고 그대로 두어라. 그러면 금새 사라진다. 그 스쳐가는 생각을 붙잡아 두고 어루만지면, 그 생각은 점점 증폭되어 커진다. 얼굴에 난 뽀루지처럼 만지면 만질수록, 건드리면 건드릴수록 점점 커지는 것이다.

그러므로 금단현상을 감지해 보려고 신경 쓸 필요나, 금단현상을 느꼈다고 해서 사라지기를 기다릴 필요 따위는 사실 조금도 없다. 담배 생각에 연연해 하지 말고 태연히 당신이 하던 일이나 계속하라.

③ 진실이 보일 때를 은근히 기다리고 있으니까.

내가 예전에 '정신력 금연법'으로 3주 간밖에 금연하지 못했던 때의 일이다. 원래 흡연자였던 오랜 친구 하나를 만났다. 그는 내게 넌지시 물었다.

"금연하고 있다면서? 어떤가?"

"벌써 3주째야."

"그래서 뭐 어떻다는 거야? 3주나 참고 견뎌냈다고 자랑하는 거야?"

"아니. 그저 3주 동안 피우지 않고 있다는 사실을 말하는 거지."

"그래서 이제부터 어떻게 할 셈이지? 3주가 지났으니 이제 몇 주를 더 참으려는 거지? 한평생 계속 참기만 할 셈인가? 도대체 뭘 기다리고 있는 거야? 벌써 끝났어! 넌 벌써 비흡연자라고!"

그 때 나는 생각했다. '도대체 나는 무엇을 기다리고 있었던 것일까?'라고 스스로에게 되물어 보면서.

그러나 그 당시에는 유감스럽게도 담배의 올가미의 구조나 습성을 완전히 이해하지 못한 상태에서 금연했기 때문에 결국 다시 피우고 말았다. 그래도 문제의 핵심만은 마음에 남게 되었다. 즉, 마지막 한 개비를 다 피웠을 때 당신은 이미 비흡연자인 것이다. 비흡연자가 되었음을 알려주거나 증명하는 어떤 다른 신호나 현상이 달리 일어나는 것이 아니다. 별도의 무엇을 애써 기다리지 말라. 자신도 모르게 지나간 다음 나중에야 '아, 그것이었구나' 하고 깨닫게 되는 경우도 비일비재하다. 중요한 것은 처음부터, 끊는 그 순간부터 기쁜 마음으로 비흡연자가 되는 것이다. 그리고 '나는 이미 담배를 끊은 사람이다' 라는 사실을 일어나리라고 기대되는 어떤 현상으로부터 확인 받으려 하지 말고, 스스로 인정하고 자축하며 기뻐하면 되는 것이다.

④ '다시 담배를 피우고 싶다' 라고 생각하니까.
 이렇게 생각하는 사람은 무척이나 바보다. '비흡연자가 되고 싶다' 라고 말해 놓고 '다시 담배를 피우고 싶다' 라니. 그야말로 모순이 아닌가? 비흡연자란 담배 같은 것은 피우고 싶은 생각이 절대 없는 사람이다. 그런데도 다시 담배를 피우고 싶다는 것은 애당초 비흡연자의 개념을 제대로 이해하지 못했거나 혹은 정말 무책임한 행동이다. "그러니까 인간은 흔들리는 갈대고 기분에 좌우되는 약한 동물이 아닙니까?" 라는 말로 사태의 본질을 호도하지 말라. 물론 사람의 생각이나 기분은 시간에 따라 상황에 따라 변하기도 한다. 그리하여 잘못된 결정이라면 잘못 되었음을 알게 된 그 순간 바꾸면 된다. 그런데 금연하겠다는 당신의 결심은 과연 잘못된 생각인가? 그리고 시간에 따라 상황에 따라 바뀌는 그 기분은 도대체 누가 만드는가? 당신은 미지의 누군가에게 조종당하는 사람인가? 당신의 마음을 누군

가가 지배하도록 내주고 있는가? 당신은 도전과 활력의 자유보다 나태와 굴종의 노예 상태를 좋아하는가?

⑤ '금연과 함께 이제 인생의 즐거움도 끝장이다' 라고 생각하니까.

왜 그렇게 생각하는가? 자신을 스스로 질식시키는 행위(흡연 행위)만 그만두면 되지 인생을 즐기는 것까지 그만둘 필요는 없다.

금연을 시작한 첫 2~3일은 가벼운 초조감을 느낀다. 몸이 타성적으로 니코틴을 요구하기 때문이다. 그럴 때에는 이렇게 생각하게 될 확률이 크다. '담배를 끊었는 데도 담배를 피우던 때와 그다지 다르지 않네' 라고. 사실 그렇다. 그런데 담배를 피웠을 때 당신의 인생은 정말 즐거웠었는가? 혹 담배를 피우고 있을 때조차도 불안과 초조감 속에 젖어 있지 않았었는지?

그러니까 그 정도의 불안과 초조감은 당신이 담배를 피웠던 그 때에도 항상 느꼈던 것이다. 잠을 자고 있을 때나 성당 안에서, 슈퍼마켓이나 도서관에서 언제나 느끼고 있지 않았던가?

담배를 피웠던 때의 당신의 인생은 솔직히 말해 그다지 즐거웠다고는 보기 어렵다. 백보 양보하여 그래도 그 때가 즐거웠다면, 그것은 세뇌로 인한 환상이었을 뿐이다. 그러나 이제 당신은 담배를 끊었다. 지금 느끼는 이 초조감은 이탈 기간에 느껴지는 일시적인 것이다. 이것을 극복하느냐 못하느냐는 지금까지 누누이 말해왔지만, 당신의 마음먹기에 달렸다. 지금이야 말로 당신은 당신의 인생에서 진정한 즐거움이 시작되려는 출발점에 서 있다는 것을 알아야 한다.

담배는 식사나 술자리에서 혹은 모든 사교모임에서 더 이상 분위기를 흥겹게 만들어 주지 않는다. 그렇다고 생각되어 왔던 시대의 패러다임이 이제는 바뀌었다. 오히려 엉망으로 만들뿐이다. 당신은 당신의 몸이 니코틴을 요구하고 있었던 때의 식사나 사교모임이 정말 즐거웠다고 생각하는가?
 이제 당신은 담배를 끊었다. 흡연자가 20명이나 참가한 파티라 하더라도 주저말고 참가하라. 고통스러워하는 것은 담배를 끊은 당신이 아니라 담배를 피우는 그들이라는 것을 잊지 말고. 그들도 모두 당신처럼 되었으면 얼마나 좋을까! 라는 생각밖에 하고 있지 않으리라. 그들로부터 주목의 대상이 되어 프리마돈나 혹은 주인공이 된 기분을 즐기자. 금연은 파티에 너무나 잘 어울리는 화제이다. 당신은 그 화제의, 그러니까 그 파티의 주인공이 되는 것이다.

중요한 것은 당신은 금연을 시작한 순간부터 주저하지 말고 곧바로 진정한 즐거움으로 가득찬 새로운 인생을 즐기라는 것이다. 흡연자를 부러워할 필요는 조금도 없다. 오히려 그들이 당신을 부러워할 뿐이다. 당신은 그들의 부러워하는 시선에 자부심을 느끼며 즐기기만 하면 된다.

담배를 끊으면 인생의 즐거움은 끝장이라고? 천만에! 진정한 인생의 즐거움은 담배를 끊으면서부터 시작된다네.

⑥ '피우지 않으면 비참한 기분이 된다' 라고 생각하니까.

이렇게 생각하는 것은 나의 지시를 그대로 철저히 따르지 않았기 때문이다. 어느 부분을 제대로 지키지 않았는지 스스로 잘 생각해 보기 바란다. 사람들 중에는 내가 말하는 것을 모두 이해하고 있고 찬성도 하지만, 담배를 끊으면 왠지 우울한 기분이 든다고 하는 경우도 있다.

그러나 당신은 당신 혼자만이 아니라 세상의 모든 흡연자가 정말로 하고 싶어하는 일을 지금 하고 있다. 그 점을 마음에 잘 새겨 두길 바란다. 어떤 방법으로 하든 금연이라는 것은 언제 무엇을 생각하고 있을 때라도 "해냈어! 이제 나는 자유의 몸이야!"라고 외칠 수 있는 의식 상태가 되는 것이다. 비참한 기분과는 전혀 거리가 먼 의식 상태 말이다. 그런 의식 상태를 재빨리 손에 넣고, 그것을 잃어버리지 않도록 하면 된다. 이보다 더 좋은 금연 방법은 없다. 체크리스트로 그것을 확인해 보자.

Check List

1. **두 번 다시 담배를 피우지 않겠다(두 번 다시 니코틴을 들이마시지 않겠다).**

'한 개비의 담배'에 대해서는 더 이상 말하지 않겠다. 왜 스스로를 시험에 빠뜨리려 하는가? 왜 다시 담배를 피워서 자신을 시험하는 수고를 하려 하는가? 금연은 자신과의 싸움이 아니다. 작은 악마와의 싸움이다. 정녕 작은 악마의 유혹에 다시 넘어가려는가?

니코틴이 함유된 대용품도 절대 사용하지 않겠다고 굳게 맹세한다. 그리고 그것을 철저하게 지킨다(이 책을 읽고 금연을 하려는 이상, 내 방법을 철저히 따라주기 바란다. 내 방법은 다른 금연 방법하고는 확연히 다르다. 금연 보조제를 사용하고도 내게 와서는 당신의 방법대로 했는데도 금연에 실패했다고 말하는 사람들도 있다. 나는 그들이 그것을 사용하는 것을 볼 수 있거나 확인할 수 없기 때문에 그들의 말에 속아 넘어간다. 하지만 그들 스스로를 속일 수는 없으리라).

2. **'잃어버릴 것은 아무것도 없다' 라는 사실을 확인한다.**

이것은 피우지 않는 편이 돈을 절약할 수 있다(언제나 알고 있었던 사실이지만)라든지, '담배에는 무엇인가 딱 꼬집어 분명하게 말할 수는 없지만 어떤 기쁨이나 마음의 의지가 되는 것이 틀림없이 있을 것이다. 만약 그렇지 않다면 사람들이 그것을 피울 리가 없다' 라는 차원의 이야기가 아니다.

내가 말하고 싶은 것은 '담배에는 진정한 의미의 기쁨이나 마음의 의지가 될 만한 요소나 효과가 전혀 없다' 라는 것이다. 흡연의 효과란 단지 환상이다. 스스로 자기 머리를 단단한 벽에 계속 부딪쳐 고통을 자처하여 느끼다가 그 동작을 그만 두었을 때, 기쁨을 느끼는 것과 같은 것이 바로 흡연이기 때문이다.

3. 확고한 흡연자는 절대로 이 세상에 존재하지 않는다.

당신은 흡연의 교활한 올가미에 걸려버린 많은 사람들 중의 한 사람에 불과하다. 세상에는 '이제 두 번 다시 올가미로부터 벗어나지 못할 것이다' 라고 생각하면서도 벗어날 수 있었던 사람들이 많이 있듯이, 당신도 올가미에서 드디어 벗어난 것이다.

4. '담배의 이점과 결점을 한번 진지하게 비교해 보자' 라는 생각이 들면, '바보 같은 생각은 그만 둬!' 라고 단호히 대처하라.

그런 짓을 해봤자 결과는 명백하다. 이제 금연을 결심했을 뿐만 아니라 그 결심 자체가 올바르다는 사실도 스스로 잘 알고 있으므로 의심을 품는다든지 해서 스스로를 괴롭히지 않도록 하라. 해봐야 시간과 에너지의 낭비이고 편안하고 즐거운 기분만 해칠 뿐이다.

5. 일부러 담배를 생각하지 않으려고 노력하지 않는다.

그리고 항상 담배 생각이 나도 걱정하지 않는다. 담배 생각이 나면 - 오늘도, 내일도, 일생 동안 계속해서라도 - 이렇게 생각하라.

"해냈어! 나는 담배를 끊어 버렸다구! 나는 담배 같은 것은 피우지 않는 사람이야! 더욱이 나는 담배에 대해서는 더 이상 아무런 흥미도 감정도 없어. 무감각, 무관심이야."

이제는 완전히 잊어버려 어떤 감정도 사라진 – 모든 추억이 뇌리에서 사라진 – 옛날의 친구, 연인이 흐릿하게 생각날 때처럼….

6. 어떤 관련품이나 대용품도 사용하지 않는다.

담배, 라이터를 몸에 지니지 않는다. 탁상용 재떨이, 휴대용 재떨이 등을 주변에 두지 않는다. 특히 과거의 추억이 얽힌, 기념물이 되는, 좋은 사람으로부터 선물 받은 고급 라이터, 유명한 브랜드의 재떨이, 파이프, 금장 담배 케이스 등 흡연과 관련된 물품은 야속하더라도 모두 치운다. 왜? 당신을 현혹시키는 환상과 결부된 것들이기 때문이다. 이제 당신은 진정한 현실로 돌아왔다. 현실세계에서 환상세계의 물품은 당연히 필요 없지 않겠는가? 언젠가 불현듯 작은 악마의 유혹을 불러내는 씨앗이 될 뿐이다.

니코틴이 함유되었든 안 되었든 간에 대용품은 절대로 사용하지 않는다. 다른 흡연자들을 일부러 피하지 않는다. 담배를 끊었다고 해서 생활 습관을 바꾸지 않는다.

이상의 지시를 철저히 따르면 이제 곧 진실이 보일 때가 당신에게 다가온다. 단,

7. 그 때가 오기를 일부러 기다리지 않는다.

언제나 같은 생활을 언제나처럼 계속 보낸다. 좋은 일이 있으면 기뻐하고 불쾌한 일이 있으면 적절히 대처한다. 그러면 곧바로 그 때가 찾아온다.

침몰하는 배에 남겨진 불쌍한 흡연자들을 구하라

해방된 기쁨을 가르쳐 줘라

요즈음의 흡연자들은 엄청난 패닉상태에 빠져 있다. 담배에 대한 인식에서 보여지는 사회의 급속한 변화와 그 영향을 체감하면서 거기서 오는 충격에서 벗어나 적절히 대처하는 데 혼란을 겪고 있기 때문이다. 지금은 흡연이 비사교적인 습관(심지어 흡연자들 스스로도)이라고 간주하게끔 사회적 인식이 변화되었다. 흡연자들은 자기들의 세계가 점점 종말에 가까워지고 있음을 온 몸으로 느끼고 있다. 그 세계를 필사적으로 사수하려는 사람들은 담배를 팔아 이익을 보는 집단의 구성원들뿐이다. 그런데 그들도 실제로 그 좋은(?) 담배를 피우는가? 예를 들어 영국 담배산업협회 회장은 직접 흡연의 피해에 대해서는 그 가능성을 조심스럽게 인정하고 있으나 간접 흡연의 피해에 대해서는 부정적인 견해를 보이는 사람이다. 그러나 정작 그는 담배를 전혀 피우지 않는다!

그런데 당신은 그런 그들의 이익을 지켜주기 위해 비자발적인—스스로도 모르는 사이에 포섭되었으므로—강력한 용병이 되어 용감히도 싸워왔다. 자기 몸을 망쳐 가면서, 스스로의 생명을 단축시켜 가면서. 그리고 그 세뇌의 영향으로 최근까지 담배의 이점을 입이 아프도록 홍보하고 선전하여 왔다. 그뿐인가, 정기적으로 일정액을 상납하여 자기의 재산을 축내 가면서.

그러나 이제 당신은 그 강력한 세뇌에서 풀려났다. 참으로 오래된 최면에서 깨어났다. 절대 깨지 못할 것 같던 잠에서, 달콤한 것으로 느껴졌던 환상에서 비로소 깨어난 것이다. 이제 진정한 자유를 마음껏 누리게 된 당신을 진심으로 환영한다. 오래된 세뇌의 굴레에서 벗어나 작은 악마를 보기 좋게 때려눕히고 노예의 사슬을 끊고, 광신도의 베일을 벗고 본연의 자신으로 돌아온 당신을 뜨거운 마음으로 축하한다. 노예가, 광신도가 자신이 몸담았던 곳의 실상을 정확히 깨닫고 벗어났을 때의 기분을 상상할 수 있겠는가? 자신을 조종했던 존재의 실체를 알고 경악하는 기분을 이해할 수 있는가? 그 때의 체험을 돌이켜보자, 갑자기 몸서리가 쳐지는 것을 납득하겠는가? 하여튼 당신은 천신만고 끝에, 아니면 운 좋게도 너무나 쉽게 자유를 찾았다. 그런데 이 자유는 당신이 새롭게 만들어 낸 것도, 당신에게 보너스로 주어진 것도 아니다. 당신이 태어날 때부터 당신에게 허용되었던 것이다. 담배의 올가미에 걸리기 전에는 당신도 그 고마움이나 실체를 크게 자각하지는 못했었겠지만, 분명히 누려왔던 것이다. 자기도 모르는 사이에 미끄럼틀에서 미끄러진 후 잊어버렸던 것 뿐이다. 이제는 다시 찾은 이 자유를 마음껏 누리기 바란다. 그 즐거움을, 그 기쁨을, 지극히 자연스러운 그 상태를 자신과 주위 모든 사람들과 나누기 바란다. 나에 대한 감사의 인사는 잊어도 좋다.

침몰하는 배에서 흡연자가 한 사람 또 한 사람 탈출할 때마다, 남겨진 흡연자는 참담한 기분이 된다. 거금을 들여가며 발암성 독극물을 폐로 삼켜 들이고…. 흡연자라면 누구나 본능적으로 이런 습관은 그야말로 바보 같은 짓이라고 느끼고 있을 것이다.

담배를 피우는 사람은 스스로에게 거짓말을 하고 있다. 아니, 거짓말을 안 할 수가 없다. 세뇌 상태를 유지하지 않으면 자존심을 세우기란 불가능하다.

그리고 스스로에게 뿐만 아니라, 주위의 담배를 피우지 않는 사람들에게도 자신의 흡연 행위를 정당화시키려고 한다. 속으로는 담배를 피우지 않았으면 하고 바라지만 계속 담배를 피운다. 이런 이율배반적인 행동을 합리화하려면 어떻게 하면 되는가? 그것은 결국 자기 자신을 속이는 수밖에 없다. 담배를 피우고 싶지 않다고? 아니야. 담배에는 이러이러한 좋은 점이 있으니까 피우는 거지. 그렇지도 않다면 내가 왜 피워? 그렇게 자신의 입장을 변호하면서 담배의 환상을 선전하려는 것이다. 그러나 애석하게도 지금은 어느 누구도 그 선전을 귀담아 들으려 하거나 실제로 믿는 사람이 없다. 그렇게 선전하는 당신 자신조차도!

'정신력 금연법'으로 금연한 사람들은 엄습하는 상실감 때문에 불평을 쉽게 내뱉게 되며 그 때마다 '아, 딱 한 개비만 피웠으면…' 하는 말을 자주 하게 된다.
그러나 그와 같은 발언은 아직도 담배를 피우는 흡연자들로 하여금 "우리가 담배를 피우는 건 정당한 일이야. 저걸 봐. 저 사람은 금연을 했는데도 담배를 피우고 싶어하잖아? 금연은 역시 부자연스러운 짓이라 고통스러울 뿐이야. 담배를 계속 피우는 것이 백 번 옳아"라는 그릇된 확신만 갖게 할 뿐이다.

정말 금연에 성공한 사람은 쓸데없는 말을 지껄이기보다는, 스스로를 질식시킨다든지 헛된 돈을 낭비한다든지 하지 않고 살아가게 된 것을 그저 조용히 기뻐하며 즐길 뿐이다. 금연의 황홀함을 아직도 담배를 피우고 있는 사람들 앞에서 일부러 큰 소리로 떠벌려 자랑하거나 하지 않는다. 물론 질문을 받으면 대답은 할 것이다. 이처럼 먼저 적극적으로 떠벌리지 않고 물어오면 대답하는 소극적인 자세를 취하는 것이 어떤 것에 진정으로 만족하는 사람들의 일반적인 패턴이다. 만족한 사람들은 그저 조용히 미소지으며 그것을 즐긴다. 불만족한 사람들은 좌우간 떠들고 다닌다. 어디가 어때서 만족스럽지 않은지를.

그러나 흡연자들은 오히려 자신이 불만족스러워 하고 있다는 사실을 감추기 위해 그럴듯한 이유를 붙여 스스로를 속이며 만족하고 있다고 떠벌린다. 그렇지 않아도 불안하고 초조하고 생각이 복잡한 흡연자들은, 자신이 선택한 행동인데 자신의 입으로 '흡연은 좋지 않다'라고 하면 체면이 서지 않고 언행이 일치되지 않는 난처한 입장에 빠진 자신과 만나야 하는데…, 그것이 정말 괴로운 것이다.

"정말 이제 담배를 끊어야 하는데…"라고 말할 때의 흡연자들의 표정을 유심히 관찰해 보라. 그 겸연쩍어 하면서 자괴감과 자기연민에 빠진 표정을. 스스로에게 거짓말을 해오다가 마지못해 진실을 자인할 수밖에 없는 처지에 놓인 사람의 힘없는 어깨를.

그런데 흡연자는 금연에 만족하는 사람들에게 '담배를 끊으니 기분이 어떠냐?' 라고 일부러 묻지도 않는다. 이미 그 대답을 알고 있기 때문에 듣고 싶지도 않은 것이다. '흡연을 하는 이유는 두려워하고 있기 때문이다' 라는 말을 당신은 기억하고 있을 것이다. 흡연자는 사실을 알고 싶지 않은 것이다. 아니, 이미 알고 있지만 그 사실을 가슴 아프게 확인하고 싶지 않은 것이다.

그러나 금연해야만 할 때가 오면 흡연자도 질문을 하게 될 것이다. 그 때에는 그 사람을 도와주기 바란다. 그 사람의 불안을 제거해 주고, 스스로를 질식시키지 않고 사는 인생이 얼마나 멋진가를 자세히 가르쳐 주기 바란다.

아침에 가래 끓는 소리가 아닌 맑은 목소리로 말한다는 것이, 기침을 콜록거리지 않고 건강하고 활력에 찬 기분으로 눈을 뜨는 것이, 노예 생활에서 해방되는 것이, 인생을 마음껏 즐길 수 있다는 것이, 마음 속의 우울한 기분을 없애는 것이 얼마나 멋진가를 이해시켜 주기 바란다. 또는 이 책을 소개해 줘도 좋다.

'공기를 더럽히고 있다, 불결하다' 등으로 흡연자를 헐뜯거나 마음에 상처를 주는 행동은 금물이다. 그러나 담배를 끊은 사람은 흡연자들에게 흔히 그런 잘못을 범하기 쉽다.

그렇게 금연한지 얼마 안 되는 사람들은 어쨌든 담배를 끊었다는 사실이 기쁘기도 하고 자신이 자랑스럽기도 하므로 세상에 으스대고 싶기도 할 것이다. 그렇지만, 머릿속 일부에는 세뇌가 여전히 남아 있으므로 희생을 치렀다는 생각을 아주 조금이라도 가지고 있을지 모른다. 그런 생각이 그들의 마음을 약하게 만들고 본능적으로 자기방어 기능을 작동하게 하여 주위의 흡연자들을 공격하게 되는 것이다.

그렇게 하여 자신의 체면을 순간적으로 지키고 자기 만족을 얻을 수는 있지만, 주위의 흡연자들에게는 아무 도움도 되지 못한다. 공격을 받은 흡연자는 화를 내게 되고 더욱 비참하게 되며 그 결과, 그에게는 그 자리에서 한 대 피우고 싶은 충동, 즉 흡연의 필요성이 한층 더 늘어날 뿐이다.

그러나 내가 가르쳐 준 방법으로 금연한 당신이라면 그런 본능적이면서 자기방어적인 어설픈 공격은 절대 하지 않을 것이다. 그들을 공격하기보다는, 마음으로 감싸안고 동정하는 자세를 보이게 될 것임이 틀림없다고 나는 확신한다. 왜냐고? 당신은 흡연자나 정신력 금연법으로 금연한 사람들보다 훨씬 우월하고, 담배를 끊은 사람으로서의 의식상태를 확실하게 누리고 있기 때문이다. 우위에 있는 사람은 결코 갈등을 겪거나 대립하지 않는다. 오히려 감싸주고 지켜 봐주며 필요할 때에는 그들에게 서슴없이 손을 내밀어 도와주는 것이다.

강제적인 금연은 오히려 역효과를 부른다

 금연하는 사람들의 대부분은 '건강을 위해' 담배를 끊는다고 생각하고 있지만, 엄밀히 살펴보면 그렇지도 않다. 물론 금연으로 회복된 건강도 커다란 이점임에는 틀림없다. 그러나 사람들이 금연을 하는 진짜 이유는 사회가 흡연의 본질 즉, '어리석어 빠진 마약 중독이다' 라는 것을 파헤쳐 폭로하기 시작했기 때문이다. 흡연이 즐겁다는 명제는 환상에 지나지 않는다라는 사실이 차례차례로 밝혀지고 있다. 사회의 변화가 이 환상을 씻어내 버린 지금, 흡연자에게는 이제 아무것도 남아 있지 않다. 마지막 자존심을 지킬 그 무엇 하나도. 자신을 속이는 절망적인 방법 외에는!

 런던 지하철이 금연장소로 지정된 지가 꽤 오래 됐지만, 이 방침에 대한 흡연자의 태도는 예상밖이다. '지하철에서 담배를 피울 수 없다면 다른 교통수단을 이용하면 되잖아?' 라고 생각하는 사람은 사실 거의 없다. 설사 그렇게 하더라도 런던 지하철의 수입이 줄어들 뿐, 아무 일도 일어나지 않는다. 그러나 오히려 "괜찮아, 지하철을 이용하면 어쨌든 결과적으로 피우는 담배량을 줄일 수 있잖아"라며 좋아하는 사람들이 더 많은 것 같다.
 그러나 한시간 정도 강제적으로 금연 당하는 사이, 그들은 정신적인 상실감을 느끼게 된다. 다음 한 개비를 애타게 가슴 졸이며 기다리게 될 뿐만 아니라, 몸도 니코틴에 굶주린 상태가 되므로 드디어 담배를 피울 수 있는 때가 되면 그 한 개비는 대단히 귀중하게 느껴지게 된다. 그리고 세뇌의 강도는 점점 더 강화된다.

이처럼 일시적으로 금연을 강요당한 다음에는 오히려 전보다 많은 담배를 피우게 되므로 흡연량을 줄인다는 것은 쓸모가 없다. 흡연량을 의도적으로 줄이면 줄일수록 결과적으로 담배가 얼마나 귀중한 존재인가, 자신이 얼마만큼 담배에 의존하고 있는가를 알게 될 뿐이다.

강제적인 금연의 가장 음험한 면은 임신 중인 여성에 대한 사회의 태도에서 가장 잘 나타나고 있다. 사회는 우선 소녀들을 대량으로 담배 광고에 노출시켜 중독에 빠지게 한다. 그리고 그녀들의 인생에서 스트레스가 가장 많은 시기에 접어들 무렵, 의사들의 입을 통해 "담배는 아기에게 나쁜 영향을 끼치니 끊으세요"라고 다그친다.

그래도 결국 끊을 수 없는 여성도 많이 있는데, 그런 여성은 자신의 책임이 아닌데도(명백히 사회의 책임이라고 나는 주장한다) 병약한 아기나 잘못된 아기를 낳아 평생 동안 죄의식으로 괴로워하지 않으면 안 된다. 그러나 절반의 여성은 그 선에서 담배를 끊을 것이다.

"지금은 아기 때문에 끊는 거야. 아기를 낳고, 아기가 어느 정도 클 때까지 피우지 않으면 다시 피우고 싶은 기분은 완전히 사라지게 되겠지."

그리고 마침내 두려움과 진통의 아픔, 이어지는 인생 최대의 황홀한 순간, 그 자리에는 이제 갓 태어난 소중한 아기가 있다. 이 때야말로 트리거(담배를 피우고 싶은 기분을 촉발시키는 방아쇠) 기능이 작동할 때이다. 그녀의 머리는 아직도 일부 세뇌된 채로 남아 있으므로, 아기와 이어졌던 탯줄이 끊어지자마자 그녀의 입으로는 벌써 자기도 모르게 담배가 운반된다. 출산의 고통과 흥분으로 담배의 씁쓰레한 맛은 느껴지지도 않는다.

"딱 한 개비뿐인 걸."

그러나 이 딱 한 개비로 그녀는 다시 담배에 의존하게 된다. 일단 니코틴이 몸 안 구석구석으로 빨아 들여지고 말았으므로 니코틴에 대한 허기 즉, 작은 악마가 다시 머리를 쳐든다. 이 때 곧바로 담배에 다시 중독되지는 않는다 해도, 육아가 힘들다고 느껴지게 되면 엄마 노릇이 어렵다고 생각되는 그 순간, 담배의 유혹과 싸워 이길 가능성은 희박할 것이다.

헤로인 중독자는 법적으로는 범법자이지만 사회는 "이 불쌍한 사람을 위해 무엇을 해줄 수 있을까?"라고 당연한 듯이 말한다. 그렇다면 불쌍한 흡연자들에게도 똑같은 눈초리로 봐줘야만 한다. 흡연자는 담배를 피우고 싶기 때문에 피우는 것이 아니다. 피우라고 정부로부터(대체로 전매 사업은 정부 기관이 담당하는 국가가 많다) 끊임없이 권유받아 왔기 때문이다. 또 흡연을 권장하는 이 사회에서 남에게 뒤처지면 안 된다는 잘못된 판단과 사회에 잘 적응하고 싶어 피우기 시작했기 때문이다.

게다가 중독 기간이 비교적 짧은 헤로인 중독자와는 달리 흡연자는 몇 년 아니, 몇십 년에 걸쳐 정신적·육체적인 고통을 맛보지 않으면 안 된다. 그런 담배라는 마약의 중독자들이 헤로인이라는 마약의 중독자들을 도와주는 모임의 멤버일 수도 있다는 이 현실은 얼마나 아이러니컬한가?

조금 전까지 흡연자로서 담배 중독자였던 당신도 혹시 헤로인 중독자들을 안됐다고, 불쌍하다고 생각하고 있지는 않았나? 혹 당신의 처지도 제대로 모르고, 담배 중독으로 오랫동안 고통스러워하다가 죽는 것이 헤로인 중독으로 한 순간에 죽는 것보다 낫다고 자위하고 있는 것은 아닌가? 이제 금연을 시작한 당신, 결코 흡연자를 부러워하지 말라. 당신은 이미 그들에게서 벗어 나왔고 그들은 당신의 뒤를 따르려 하고 있다. 그런데 당신이 그들을 부러워한대서야 말이 되겠는가? 당신은 그들의 자랑스러운 선배이다. 선배가 다시 미성숙한 후배로 되돌아가겠다니 장난도 아니고 도대체 말이 되는가?

피우지 않는 사람을 위한 어드바이스

• 친구나 가족을 금연으로 이끌기 위해
 (금연을 시도한 사람들의 배우자, 보호자, 가족에 대한 조언)

   담배를 피우지 않는 사람도 이 책을 잡게 되면 우선 잘 읽어보고 스스로를 흡연자라고 가정하여 이 책이 제시하는 내용을 적용해 보기 바란다. 그러나 담배를 피우는 친구나 가족에게 이 책을 무리하게 읽도록 강요한다든지 '담배로 건강을 해치고 있다' 거나 '돈을 쓸데없이 낭비하고 있다' 와 같이 자극적인 말을 하여 강제적으로 담배를 끊게 하려고 하지는 말라. 그들에게 오히려 심리적인 저항감만 키워줄 뿐이다.
   이미 그런 것쯤은 흡연자라면 당신보다 더 잘 알고 있다. 그들은 담배가 좋아서, 피우고 싶어서 피우는 것이 아니다.

사실 담배에 의존하고 있다고 스스로도 느끼고 있다. 그리고 담배를 피우면 마음과 몸이 이완된다거나, 담배가 용기나 자신감을 가져다준다거나, 담배 없이는 인생이 즐겁지 않을 것이다 라고 생각하므로 피우는 것이다. 또는 담배를 오랜 좋은 친구나 정든 연인과 같은 존재로 인식하고 있을지도 모른다. 그런 존재를 강제로 떼어 놓으려고 하면 결과가 어떻게 되는지 이미 영화나 드라마를 통해 잘 알고 있을 것이다. 그들에게 강제로 금연을 강요하여 피우지 못하게 하면, 그들은 마치 철책 속에 갇힌 동물과 같은 기분이 들어 한층 더 피우고 싶어질 것이다. 이 세상을 원망하게 되고, 자기를 알아주고 이해해주고 위로해주는 존재는 역시 담배밖에 없다는 생각이 더욱 굳어져 담배가 한층 사랑스럽고 믿음직하게 느껴질 것이다. 그렇게 되면 결국 숨어서 피우는 결과를 낳게 되고, 그들의 마음 속에서 담배는 더 한층 귀중한 존재가 되어버린다.

  금연을 강요하지 말고 그들에게 관심을 가져주기 바란다. 예를 들어 현재 담배를 전혀 피우지 않고 성공적인 생활을 즐기고 있는, 과거 헤비스모커였던 사람을 만나보게 하는 것은 어떨까? 그 사람도 예전에는 담배에 중독된 채로 생을 마감하리라고 믿고 있었다는 것, 그러나 이제는 피우지 않게 되어 인생이 얼마나 행복하게 되었는지 모른다는 것 등과 같은 것들에 대해 이야기를 나누도록 해보자. 흡연자가 '나도 끊을 수 있다' 거나 '과연 담배가 살아가는데 필요한 물건일까?' 라고 의식하게 되면, 바로 그 때 처음으로 자신의 마음을 열게 되는 것이다.

그 때 금단현상이 일으키는 환상에 대해 진실을 들려주도록 하라. 담배로는 기분이 고양되지 않는다는 것, 자신감이나 릴랙스한 상태를 주거나 초조감을 없애준다고 믿고 있는 담배가 오히려 그 반대의 결과를 가져다 준다는 사실을 가르쳐 주자.

여기까지 오면 친구나 가족도 이 책을 읽을 마음이 들게 될 것이다. 그래도 이 책이 폐암이나 심장병과 같은 흡연이 원인이 되어 얻을 수 있는 병들에 대해 시시콜콜 지루하게 늘어놓은 책이라고 생각할지도 모른다. 보는 사람으로 하여금 섬뜩한 느낌이 들도록 악화된 상태의 폐의 사진이나 간의 모양을 보여주고 구구하게 설명하고 있으려니 하고 지레 짐작할지도 모른다. 그러나 이 책은 다른 금연책과는 완전히 다른 접근 방식을 취하고 있고, 흡연으로 얻는 병에 대한 이야기는 극히 일부분에서만 언급되고 있다는 것을 설명해 주기 바란다.

• 이탈 기간 중에 협력할 수 있는 것

금연을 시작한 사람이 고통스러워하는지 어떤지 그 여부를 판단하기 어려울 때에는 일단 고통스러워하고 있다고 해석해야 한다. 그래도 "금연은 쉬워"라든지 "너도 할 수 있어!"라고 격려하여 고통을 완화시켜 주려는 시도는 절대 하지 마라. 대신 "네가 금연한 게 너무 자랑스러워"라고 말해주기 바란다.

즉, 금연을 이제 앞으로 이루어 나가야 하는 하나의 과정으로서가 아니라, 이미 '이루어진 하나의 결과' 로서 인식시켜 줘야 한다는 것이다. 그리고 전보다도 훨씬 활기차게 보인다는 것, 불쾌한 담배 냄새가 없어졌다는 것, 호흡도 편한 것처럼 보인다는 것 등 객관적인 사실을 있는 그대로 솔직하게 마치 지나가는 듯한 말투로 알려주도록 하자.

계속 그런 말을 지속적으로 들려주는 것이 중요하다. 금연하고 있는 사람은 스스로의 노력으로부터 얻을 수 있는 행복감, 주위의 친구나 동료들의 따뜻한 피드백, 그리고 실체가 있는 마음의 의지에 의해 금연 상태를 계속 유지할 수 있는 것이다.

그러나 그 행복감이나 마음의 의지는 잊혀지는 속도가 매우 빠르다. 따라서 항상 지속적으로 칭찬해 줘야 한다.

금연 중인 사람이 담배에 관한 이야기를 하지 않는다면, '이제 담배를 완전히 잊어버린 것 같네. 그렇다면 담배 얘기는 그가 먼저 꺼낸다면 몰라도 내가 먼저 꺼내지 않는 편이 좋겠지? 라고 당신은 생각할 지도 모른다. '정신력 금연법' 으로 담배를 끊으려는 사람의 머리는 언제나 담배 생각으로 꽉 차 있다. 언제나 담배에 대한 갈등으로 가득하여 마치 지뢰밭 같다. 그래서 자칫하면 엉뚱한 말 한마디, 행동 하나가 트리거가 되어 그 지뢰를 밟아 터트릴지도 모른다. 즉, 담배를 피워 물고 불을 붙일지 모르는 것이다. 그러나 이 책의 금연 방법을 따라 실천하고 있는 사람에게는 담배에 대한 화제라도 주저하지 말고 던지도록 하라. 그리고 그의 금연에 대해 계속해서 칭찬해 주도록 하라. 만약 그가 "담배 이야기는 하지 말아주었으면…" 하고 바란다면 그가 먼저 그런 요청을 할 것이다. 그 때는 물론 그 요청을 마땅히 존중해 주도록 하라.

이탈 기간 중에 받는 압력은 적극적으로 풀어 주기 바란다. 생활이 재미있고 즐거울 수 있도록 머리를 써서 아이디어를 내어 실천하도록 하자.

이탈 기간은 피우지 않는 사람에게 있어서도 중요한 기간이다. 금연 그룹 속의 누군가 한 사람이라도 초조해 하면 주위의 다른 사람들도 비참한 기분이 들기 쉽기 때문이다. 금연 중 어느 한 사람이라도 초조해 하기 시작하면, 그것이 주위에 어떤 영향을 미칠지를 예상해 두도록 하자. 그 사람은 당신에게 괴로움을 끼칠지도 모르지만 반격해서는 안 된다. 바로 당신의 격려와 동정을 가장 바라고 있을 때이므로….

만일 당신도 초조해지면 속으로만 간직했다가 적절한 기회에 그 사람 모르게 해소하고, 절대 그에게는 나타내지 말기 바란다.

내가 '정신력 금연법'으로 끊으려고 했던 때에는 일부러 화를 불끈 낸다든지 한 적이 많았다. 그렇게 함으로써 아내나 친구들이 "당신이 그토록 고통스러워하는 것을 차마 보고 있을 수가 없군요. 제발 다시 담배를 피우도록 해요. 부탁이에요"라고 말해 주기를 바랐던 것이다.

주위에서 그렇게 말해 주었기 때문에 다시 피우게 되면 그것은 스스로 항복한 것이 아니라, 담배를 피워달라고 다른 사람이 부탁한 것이므로 체면을 차릴 수 있었다. 만일 금연을 시도한 당신의 친구나 가족이 내가 썼던 것과 동일한 작전을 쓰려고 시도하더라도 절대 담배를 권해서는 안 된다. 대신에 이렇게 말해 주도록 하자.

"담배를 끊은 지 얼마 안 된 탓으로 이렇게 안절부절못하는 것을 보니, 이제 곧 담배에서 완전히 해방된다면 얼마나 좋을까 하고 생각해 봤어요. 담배에서 해방되면 이런 일도 없을 것 아니에요? 담배를 끊는다는 건 정말 멋진 일이에요. 이런 어려움 속에서도 확고하게 금연할 용기를 가지고 있다니, 당신은 정말 멋지고 너무나 훌륭해요."

담배와의 스캔들에 종지부를

누가 나에게 흡연에 대해 정의내려보라고 한다면, 나는 이렇게 말할 것이다.

"흡연은 핵무기와도 어깨를 견줄 수 있는, 세계 최대의 스캔들(역자 주 : 세상에 널리 알려진 비도덕적인 사물, 행위)이다."

사실 흡연 문제에 대해서는 현재 세계 모든 나라의 정부가 그 진실을 정확히 알고 있다. 제2차 세계대전 전까지는 담배가 용기와 자신감의 원천이라고 정부도 진심으로 믿고 있었는지도 모른다. 그래서 전쟁터에 나가는 모든 군인들에게 무상으로 (정부 예산으로) 담배를 보급했고 군인들은 용기와 자신감과 사나이다움을 발휘하기 위해 거리낌없이 피웠다. 그래서 죽음의 전선에서, 병상에서, 그리고 사형장에서 쓰러지는 최후의 순간까지 담배를 입에 물었다.

그러나 오늘날, 담배가 용기·자신감·사나이다움을 흡연자들에게 준다는 것은 새빨간 거짓말이라는 것을 정부 관리들도 잘 알고 있다. 아니, 누구보다 담배회사 사람들이 잘 알고 있다. 그들이 위촉한 의학자, 화학자 등 과학 연구자들로부터 제출받은 연구 보고서를 통해 누구보다 빨리, 정확하게 알고 있는 것이다. 그리고 그들은 그것을 절대 비밀에 부쳐 은폐해 왔다. 그러나 이제 시대는 바뀌고 있다.

이 시대의 흐름을 가로막는 것은 저 한줌도 안 되는, 저희들 자신은 담배를 피우지도 않으면서 무자비하게 이윤만 추구하는 담배사업자들과 세금 수입을 노리는 일부 국가의 정부들일 뿐이다. 저 가엾은 흡연자들을 앞세우고 아무것도 모르는 젊은이들을 부추겨 올가미에 빠져들게 하는 것이다. 그들은 자기도 모르는 사이에 담배 올가미에 빠져든다. 그들을 그대로 내버려 두어야 할 것인가? 그들은 무엇인가를 충족시키지 못해 헛된 담배 연기로 그 공허감을 채우려고 한다. 비흡연자들은 따뜻한 격려와 애정으로 그들의 마음을 채워주고 어루만져 주어야 한다.

최근의 담배 광고라면 어느 것이라도 좋으니 한번 꼼꼼히 살펴보기 바란다. '이 상품은 당신에게 안식과 기쁨을 제공함을 보증합니다'라고 쓰여져 있는 것은 없다. 광고가 밝히고 있는 것은 성분의 내용과 양뿐이다. 그런데 그 일부 이름이 밝혀져 있는 성분의 이면에는 수없이 많은 유해물질의 이름들이 감추어져 있다는 것을 당신도 이미 알고 있을 것이다. 왜 그런 독극물의 내용과 양 따위를 일부러 밝히면서, 한편으로는 건강을 해친다는 경고문을 넣지 않으면 안 되는 것일까?

이것은 위선이라고 해도 좋을 것이다. 정부는 많은 생명을 구하기 위해 자동차 운전 중 안전벨트 착용을 의무화한다든지, 신나나 코카인 그리고 헤로인에는 사회적으로 강경한 자세로 대응하기도 한다.

또 마약 밀수자·밀매자는 종신형에 처해야 하는지, 사형도 가능한지를 정색하여 검토하고 있을 정도이다. 그뿐인가 에이즈 등 치명적인 전염병에 대해서는 한 사람이라도 더 구하려고 애쓰고 있다.

그러나 흡연 문제와 비교해 볼 때, 이런 모든 것들은 현대 사회가 안고 있는 문제 중 극히 작은 일부에 지나지 않는다. 흡연이야말로 오늘날 인류의 생명을 위협하는 가장 커다란 문제이다. 문제가 너무 거대하면 문제로 보이지 않는 것이 어쩌면 현실인지도 모른다. 우리가 공기와 햇빛과 물에 대해서는 평소 고마움을 느끼지 못하고, 작은 선물이나 말 한 마디에는 큰 고마움과 깊은 감동을 받듯이….

영국 인구의 60% 정도는 살면서 한 번쯤 니코틴 중독을 경험하고 있는데, 그들은 다량의 돈을 담배 연기로 공중에 날려 버린다. 또한 자신이 의존한 담배 때문에 도움은커녕 건강을 망치고 심하게는 귀중한 생명까지 잃고 있다.

  담배가 세계 곳곳에서 가장 많은 사인(死因)으로 거론되고 있음에도 불구하고, 그것에서 가장 큰 이익을 얻고 있는 것은 다름 아닌 각국 정부이다. 영국정부의 경우, 가련한 니코틴 중독자들로부터 매년 50억 파운드씩 빨아들이고 있고, 담배회사는 그들의 추악한 행위를 그럴 듯하게 포장하고 미화하는 데 수억 파운드를 선전비로 쏟아 붓고 있다.

  담배회사는 담뱃갑에 경고문을 삽입해 두기만 하면, 정부는 담배로 인한 암 발생이나 입냄새 문제 또는 두 다리 절단의 위험성이 있음을 TV 금연 공공 캠페인을 통해 경고해 두기만 하면 된다는 듯한 자세이다. 그리하여 '담배의 위험성에 대해서는 이렇게 무수히 경고하고 있지 않은가? 그렇지만 흡연은 워낙 개인의 기호이자 선택인지라 이 이상은 어쩔 수가 없다'라고 도덕적으로 정당성을 확보하고자 한다. 이처럼 욕심 많고 뻔뻔한 논리는 이 세상에 달리 또 없다.

  헤로인 중독자와 마찬가지로 흡연자 또한 달리 선택할 여지 따위는 남아 있지 않다. 그저 하루 빨리 그것에서 벗어나는 길 외에는…. 그런데 담배의 경우, 무엇보다 애당초 흡연자들이 담배를 피운 것은 결코 그들이 선택한 것이 아니었다. 그들은 담배 중독을 스스로 선택한 것이 아니라, 그저 교묘하게 사회의 그리고 담배 자체의 올가미에 걸려 버렸을 뿐이다.

그런데도 당신은 그것에서 벗어나기를 주저했고 두려워했다. 게다가 그 지긋지긋한 노예 생활을 찬미하고 즐기노라고 열변을 토하며 널리 선전도 했다. 담배 비판론자를 만나면 누구보다도 용감히 담배의 미학과 효용에 대해 담배옹호론을 소리 높여 외쳐왔다. 돌이켜보면 부끄럽고 어리석은 나날이었음을 고백하지 않을 수 없을 것이다. 세뇌되어 속아 살았던 세월이 억울하지도 않은가?

헤로인 상습자는 법률상으로는 범죄자이지만 중독 환자로 등록하면 갱생을 위해 필요한 만큼의 헤로인을 제공받을 수 있다든지, 적절한 치료를 받을 수 있다. 그러나 니코틴 중독 환자에 대해서는 그렇게 적극적이고 특별한 사회 구호 기관도 없다. 그들이 도움을 청하기 위해 병원에라도 가면 의사는 이렇게 말할 뿐이다.

"담배를 끊으세요. 이대로라면 얼마 못 가 죽을지도 모릅니다."

그 정도의 사실쯤은 니코틴 중독 환자 자신도 벌써 오래 전부터 잘 알고 있다. 그렇기 때문에 병원에까지 찾아간 것이 아닌가? 그렇지만 의사가 하는 일은 겨우 대용껌의 처방전을 써

주는 정도일 것이다. 돈을 지불하고 얻는 그 치료약에는 실제 니코틴 중독 환자가 끊고 싶어서 견딜 수 없는 바로 그 마약이 함유되어 있다.

 아무리 담뱃갑에 경고문을 삽입한다 하더라도 흡연자들이 담배를 끊을 리는 없다. 오히려 금연을 더 어렵게 만들 정도이다. 흡연자는 그런 경고에 기분 나빠하고, 기분이 나빠진 흡연자는—그것이 바로 담배의 올가미가 지니고 있는 교묘한 술책이기는 하지만—기분을 풀기 위해 오히려 담배를 더 피우고 싶어한다.

 그 따위 한 줄의 경고로는 한창 도전 정신과 모험심 그리고 호기심이 강한 10대 젊은이들의 흡연을 막을 수 없다. 젊은이들도 담배가 궁극적으로는 목숨을 빼앗아 갈 정도로 위험하다는 것 정도는 잘 알고 있다. 그러나 당장 한 개비 정도로는 죽지 않는다는 것 또한 잘 알고 있다. 담배가 사회에 너무나도 만연되어 있으므로 청소년기에는 누구나(늦거나 빠르거나 간에) 좌우간 한 개비 시험삼아 피워 본다. 그렇게 피워본 그 한 개비는 사실 너무 지독하게 맛이 없다. 그러나 그 맛없음이야말로 담배 의존증에 걸리게 하는 올가미가 되어 그들을 잡아채 평생을 얽어 묶어 버리는 것이다.

이처럼 지독하고 끔찍한 스캔들이 왜 마냥 방치되어 있는 것일까? 왜 정부는 진실을 밝히고 그것에 걸맞는 조치를 취하지 않는 것일까? 담배는 치사율 1위의 마약으로 흡연자의 마음을 편안하게 해주거나 용기를 심어주기는커녕, 인간의 신경과 혈관을 파괴한다. 평생을 옭아매는데 단 한 개비밖에 필요하지 않는 마약…. 이런 사실을 왜 확실히 알리지 않고 있는 것일까?

 H.G. 웰스(Herbert George Wells, 1866~1946)가 쓴《타임머신》이라는 소설이 있는데, 거기에는 어떤 남자가 미래의 세계에서 강에 떨어지는 장면이 있다. 그런데 그가 강에 떨어져도 함께 있던 동료는 강가에서 서성거릴 뿐, 그가 도움을 청하는 외침을 듣고도 미동조차 하지 않는다. 이 장면을 읽었을 때, 나는 그 동료의 무정함에 마음이 혼란스러웠었다. 흡연 행위에 대한 그리고 흡연자에 대한 현대 사회와 모든 국가의 냉담함도 그것과 닮아 있는 것은 아닐까?

 영국에서는 황금시간대에 다트 시합이 TV로 방영되고 있는데, 그 프로그램의 스폰서는 대부분이 담배회사이다. 시합 도중 "180점!" 하는 심판의 고함소리와 함께 선수가 담배에 불을 붙이는 장면이 나온다. 이 장면이 무엇을 뜻하는지 당신도 짐작할 것이다.

 만일 스폰서가 마피아 소유의 회사이고 다트 선수가 헤로인 중독자이며, 선수가 스폰서 회사에서 밀매되는 헤로인을 건네받아 그 마약 주사를 자신의 팔뚝에 맞는 장면을 크게 비추고 있다고 한다면? 어떤 소동이 일어날 것 같은가? 내가 사실을 과장하고 있다고 생각하는가? 아니, 결코 과장하는 것이 아니다. 당신이 누구보다 더 잘 알고 있지 않은가?

나의 아버지는 담배 때문에 한창 일할 50대에 돌아가셨다. 아버지는 강한 사람이었다. 담배만 피우지 않았다면 지금까지도 아주 건강하게 살아 계셨을 텐데….

나도 40대의 어느 때, 정말 죽기 일보 직전까지 갔었다. 그 때 내가 만약 죽었다면 사인은 뇌출혈이라고 진단되었을 것이므로, 담배와의 관련성은 표면적으로 나타나지 않았을 지도 모른다. 그래서 담배로 인한 사망자 통계에는 포함되지 않았을 것이다.

현재 나는 담배가 원인이 되어 이미 병에 걸려 있는 사람이나 몸에 장애가 나타나고 있는 사람들의 상담을 자주 받고 있다. 당신의 주변에도 이와 같은 문제를 안고 있는 사람들이 많이 있을 것이다.

사회에는 변혁의 바람이 불기 시작하고 있다. 굴러 내리는 변혁의 작은 눈뭉치를 눈사태로까지 발전시키는데 이 책이 도움이 되기를 바란다.

이 책을 끝까지 읽어준 당신도 부디 이 책의 메시지를 널리 알리는 데 큰 힘이 되어 주기를 바란다.

마지막으로…,
당신도 마침내 비흡연자의 대열에 합류하는 꿈을 이루었다! 이 책을 읽기 시작한 지 얼마만의 기쁨인가? 처음에는 도저히 할 수 없을 것이라고 느껴졌던 금연도 일단 해보니까 너무나 쉽다는 것을 알게 되었으리라. 축하한다! 진심으로! 이 모든 것은 오로지 당신의 올바른 결심에서부터 시작되었다!

자, 이제부터는 비흡연자로서의 인생을 사는 것이다. 그것을 위해 마지막으로 당신에게 당부하고 싶은 것이 있다. 그것은 그다지 어렵지 않은 다음의 다섯 가지를 꼭 지켜주기 바란다는 것이다. 이 다섯 가지는 당신이 앞으로 영원히 금연에 성공할 수 있는 비결이며, 당신의 새로운 인생을 지켜줄 지침이기도 하다.

① 이 책을 언제나 당신의 손이 바로 닿을 수 있는 곳에 보관한다. 잃어버린다든지 다른 사람에게 빌려준다든지 하지 말라.

② 주위의 흡연자가 부럽게 느껴지면 사실 그 사람이야말로 당신을 부러워하고 있다는 사실을 기억하라. 마음이 흔들리는 것은 당신이 아니라 바로 그 흡연자이다.

③ 담배를 피우던 당시에는 진정한 의미에서의 즐거움은 전혀 없었다는 사실을 숙지해 둔다. 그래서 끊은 것이 아닌가? 당신은 진정한 의미에서의 즐거움을 담배를 피우지 않는 지금의 생활 속에서 즐기고 있는 것이다.

④ 자신의 결심에 의심을 품지 않는다. 정말로 올바른 결단을 내렸다는 것에 자부심을 느끼고 자랑삼아라.

⑤ 만일 '한 개비 피워볼까' 하는 생각이 당신의 머리를 스칠 때에는 '딱 한 개비만의 담배'와 같은 것은 절대로 존재하지 않는다는 사실을 기억하라(오직 한 개비… 한 개비… 한 개비로 이어지는 연쇄적인 흡연만이 있을 뿐이다).

그럴 때에는 "다시 흡연자가 되고 싶은가? 정말로 매일매일 그 지겨운 것을 입에 물어야 하는 생활로 돌아가고 싶은가?"라고 스스로 마음 속 깊이 진지하게 자문해 본다.
대답은…, 물론 "아니오, 나는 자유로운 사람입니다!"

당신에게도 마침내 큰 소리로 외칠 때가 왔다.
"해냈어! 담배를 끊어버렸다구! 이제 나는 담배를 피우지 않는 비흡연자야!"
당신은 정말 멋진 결단을 내렸다!

지금 또 한 사람, 침몰하는 배에서 탈출한 사람이 생겼다는 사실을 확인한 나는 최고의 기쁨을 맛보고 있다.

옮긴이의 글

- 금연 위반 범칙금 10만원/연내 법 개정
- 실외 경기장도 금연
- 버스 정류장 금연 실시(일본)
- 스승·제자 함께 담배끊자
- 담배 끊은 고객 종신보험료 할인(대한생명)
- 한국 의사 흡연율 미국의 4배
- 기우는 몸, 금연부터
- 폐암 1위, 금연정책 강화 절실
- 담배에 독가스실용 독극물 있다
- 담배에 화장실 세정제 등 독극물

최근 내가 신문에서 읽었던 담배에 관련된 기사의 제목의 일부를 열거해 보았다. 담배를 피웠을 때에는 솔직히 이런 문구들이 그다지 눈에 들어오지 않았다. 역시 옛말대로 '모르고 보면 안 보이고 알고 보면 눈에 띄는' 모양이다.

세계 각국은 이제 흡연의 해악을 자각하고, 정부차원에서 금연캠페인을 시행하고 있다. 이에 우리나라와 일본에서 시행하고 있는 흥미로운(?) 흡연 예방·금지 캠페인 광고를 한 가지씩 소개한다.

먼저 우리나라의 경우를 살펴보면 '청소년이 건강해야 사회가 밝아집니다' 라는 캐치프레이즈 아래 청소년 흡연 예방 클리닉이 개설된 전국 55개소의 병·의원의 명단을 싣고 있는데, 그 지정처가 다름아닌 바로 담배를 제조·판매하는 한국담배인삼공사이다.

또, 일본의 JT(일본 담배산업 주식회사)에서는 다음과 같은 광고를 하고 있다.

미성년자의,	**未**成年者の,
흡연을,	**喫**煙を,
방지하자,	**防**ごう,
끊게 합시다.	**止**めさせましょう.

그리고 그 아래에는 '미성년자의 흡연은 법률로 금지되어 있습니다'라는 부카피가 덧붙여져 있다. 문장 배열과 원문 각 행 맨 앞자를 굵은 활자로 처리한 것은 실제 광고 그대로이다. 이를 주의 깊게 살펴보기 바란다.

아시다시피 일본에서는 신문지면을 세로로 읽는다. 자, 그렇다면 굵은 글자만 세로로 읽어보기 바란다. 어떻게 읽혀지는가? '미흡(연) 방지.' 풀어 말하면 '흡연하지 않는 것을 방지하자' 즉, '흡연을 하게 하자'가 된다. 당신은 '그것은 우연의 일치일 뿐이니, 말장난처럼 무리하게 해석하지 말라'고 할지도 모른다. 하지만 곰곰이 생각해 보자. 바로 이것이 담배회사가 펼치는 교묘한 광고기법이다. 사람들에 대한 암시 효과를 통해 세뇌를 노리는 기법 말이다. 그들은 현대 심리학의 연구결과에 입각한 고도의 테크닉을 구사한 것이다.

그 카피를 읽는 사람들에게 표면적으로는 가로로 읽게끔 하여 "자, 담배를 피우지 말자"라는 차원으로 접근하고 있는 것처럼 보인다. 그러나 사실은 심층적인 무의식으로는 세로로 읽는 습관으로 인해 자신도 모르게 "자, 담배를 피워야 한다"는 강력한 암시적인 메시지로 받아들이게 되는 것이다(사람의 무의식은 의식보다 2만 배나 강한 힘을 지녔다고 한다).

한 예에 불과하지만 이처럼 담배 광고의 암시에 의한 세뇌

효과는 막대하다. 비단 담배회사의 직접적인 광고만이 아니다. 영화, 연극, 드라마 등 모든 공연물을 통해서도 우리는 세뇌되어 왔다. 그 중 가장 영향력이 큰 장르는 역시 영화이리라.

내가 고교 시절에 본 영화 '아듀라미(원제 : Farewell, Friend)'의 마지막 장면을 나는 지금도 생생하게 기억하고 있다. 찰스 브론슨이 경찰서 출입구 기둥에 기대어 서서, 자신을 대신해 경찰에 잡혀가는 친구 알랭 드롱의 수갑 찬 손에 담배를 쥐어주고 말 없이 라이터를 켜 불을 붙여 주던 장면…. 그 때 그 감동적인 장면을 몇 번이고 되새기면서 나는 이렇게 생각했었던 것이다. '아, 사나이의 세계란 바로 저런 것이구나!'

소년이 어른과 외부 행위 면에서 다른 점은 무엇일까? 술, 담배, 결혼 정도가 아닐까? 어른도 아이도 아닌 어중간한 시기의 청소년들은 하루라도 빨리 어른이 되고 싶어 안달한다. 그래서 그 시기에는 좌우간 어른의 흉내를 내보려고 한다. 그러나 아직 경험해 보지 못한 세계에 대한 호기심의 발동, 새로운 도전의 과정에서 처음의 의도와는 달리 그만 쉽게 헤어나기 어려운 중독에 빠져버린다. 그것이 바로 담배이다. 물론 알코올, 마약, 도박에 중독되는 사람도 있지만. 그런데 문제는 '술은 삼가야 할 음식', '마약은 금물(禁物)', '도박은 몹쓸 짓'이라는 일반적인 인식과는 달리, 담배는 오랫동안 개인 기호품이라는 대접을 받아 왔다는 데 있다.

그런데 정말 담배는 기호품인가? 이제는 진실을 말해야 할 때가 아닌가? 임금님은 사실 벌거벗고 있다고 외쳐야할 때가 아닌가 말이다!

인간의 역사란 어떤 사물에 대한 패러다임과 기준이 바뀌고 변화하는 사건의 연속이 아닌가 한다. 시대의 패러다임은 언제나 바뀐다. 천동설도 지동설로 바뀌었다. 이제 담배에 대한 깊고 오래된 잘못된 패러다임도 바뀔 때가 되지 않았을까? 이제 그 커다란 변화의 조짐이 점차 뚜렷이 가시화되고 있다.

50~60년대의 영화에서는 주인공도 담배를 피우는 장면이 많았다. 그렇지만 요즘의 영화를 잘 살펴 보라. 반듯한 생활을 하는 배역 치고 담배 피우는 장면이 있는가를!

콜럼버스가 네이티브 아메리칸으로부터 담배를 얻어온 것이 1493년으로 이제 5백년이 넘었다. 그러나 네이티브 아메리칸은 그 약초를 꼭 필요한 때에만 사용했지, 요즈음처럼 일상적으로 사용했던 것은 아니었다. 그런 사실을 모르고 담배를 받아들인 유럽에서는 귀족층을 중심으로 널리 퍼져나가기 시작했고, 지금은 WTO 등을 앞세워 후진국 시장으로 파고들고 있다. 왜 서양에서는 사양화되고 있는 담배산업의 마케팅이 우리나라에서는 위세를 떨쳐야 하는가? 나는 개인적으로 이 점에 특히 분개한다. 그러나 최근 우리나라에서도 바람직한 조짐이 보이고 있다. 어른들 스스로가 담배를 끊으려 하는 경향이 바로 그것이다. 그러면 청소년들도 어른들이 하는 그 행동을 닮으려고 하여 결국 담배를 끊게 되지 않겠는가?

과거에 나는 생명에 위협을 느낄 정도로 위중한 병에 걸렸었다. 비록 담배가 직접적인 원인이었다고 단정지어 말할 수는 없지만, 현대 의학적인 견지에서 봤을 때 흡연이 건강에 좋지 않은 영향을 미쳤으리라는 것은 100% 확신하고 있다. 그 병을 치료하기 위해 병원에 입원했을 때에는 물론 담배를 끊었다. 끊을 수밖에 없는, 아니 자연히 끊게 되는 환경이었기 때문이었다. 그래서 기나긴 병원생활을 마감하고 퇴원했을 때에는 담배를 완전히 잊게 되었으리라고, 다시는 담배를 피울 마음이 생기지 않으리라고 굳게 믿었다.

그러나 회복 도중에 겪은 사회적 신분의 변화 등으로 인해 마음의 고통을 겪으면서 "한 대 정도는…" 하는 안일한 생각으로 다시 스스로를 속이게 되었고, 그것이 결국 연이은 흡연으로 이어지게 되었다.

나는 정말 세뇌의 무서움을 온몸으로 느끼고 깨달았다. 그러다가 NLP를 연구하면서 이 책을 읽게 되었고, 지금은 완전히 금연하게 되었다. 그동안 나의 건강을 걱정했었던 아내를 비롯한 가족들, 후배들 모두에게 감사의 인사를 드린다. 이제는 그 걱정을 안심하고 내려놓기 바란다. 나는 지금 금연자이며, 비흡연자로서의 인생을 즐기고 있다!

 이제 나는 정말 담배가 놓여져 있는 것을 보거나 피우고 있는 사람을 봐도, 피우고 싶다거나 참아야 한다거나 담배가 좋다거나 싫다거나 하는 감정이 별로 일어나지 않는다. 과거와 같이 내가 정말 확실하게 끊었는지 시험해 보기 위해 한 대 피워볼 생각조차 없다. '나는 확고한 금연자인데 왜 그런 쓸데없는, 바보 같은 짓을 해야 하나?' 하는 생각에….
 또, 한 때 내가 가장 이상적인 상태라고 생각해 왔던 '평소에는 전혀 피우지 않다가 꼭 필요할 때에만 한 대 피우는 정도'의 방식 또한 이제 더 이상 나의 마음을 사로잡지 못한다. 그런 방식에 마음이 끌린다는 것은 그야말로 세뇌 효과가 아직도 남아 있다는 명백한 증거이기 때문이다. 그런 생각을 하고도 금연자 행세를 하려 했다니…, 그 때를 떠올리면 정말 얼굴이 뜨거워질 정도로 부끄럽다.

 그렇다면 당신은 내가 끊은 지 얼마나 되었는지 궁금할 것이다. 그러나 나는 그 질문에 대답하고 싶지도 않고 대답할 필요도 없다고 생각한다. 전혀 의미가 없기 때문이다. 왜냐하면 끊은 지 3개월이 넘어야 금연자라거나 6개월은 넘어야 한다거나 적어도 1년은 넘어야 확실한 금연자라고 하는 따위의 발상은 애당초 성립하지 않기 때문이다. 금연한 지 3년 혹은 7년이 지난 후에도 다시 피우는 사람들이 있다. 그러니까 금연은 '기간'의 문제가 아니라 어디까지나 '본인의 의식'의 문제이다. '나는 담배를 피우지 않는 사람, 담배가 필요 없는 사람, 담배를 봐도 아무 생각이 안 나는 사람'이라는 의식이 중요한 것이다.

지난날의 나처럼, 담배 때문에 스스로는 물론 가족과 주위 사람들까지도 고통스럽게 하는 분이 계시다면, 그런 분들에게 조금이라도 도움이 되어 드리고자 이 책을 번역했다. 번역하면서 저자의 유쾌하고 다소 짓궂은 듯한 입담에 흡연자 시절의 내 모습을 떠올리며 자주 미소를 짓기도 했다. 그러면서 그가 흡연자들에게 고도의 심리적인 접근을 하고 있음에 주목했다. 나는 내가 연구하고 있는 NLP와 저자의 접근 방식이 일맥상통하고 있다는 것을 느낀다. 저자인 알렌 카는 베이징에서 개최된 WHO(세계보건기구)의 담배문제에 관한 세계회의에서 강연을 하기도 했다. 이 책의 금연 방법으로 담배를 끊은 유명인사로는 우리에게 잘 알려진 사람만도 안소니 홉킨즈(배우), 리처드 브론슨(영국 버진 그룹 회장), 줄리 크리스티(배우), 스잔나 요크(배우) 등 화려하다. 당신도 이들과 어깨를 나란히 할 자격이 충분하다.

이제 모든 것은 독자 여러분들에게 맡긴다. 흡연자가 된 것은 무의식적인 세뇌의 결과였지만, 금연자가 되는 것은 의식적인 선택(결심)의 결과이니까! 그리고 의식이 확고하면 무의식은 자연히 뒷받침해 준다. 두려워할 필요가 전혀 없다.

마지막으로 이 땅의 흡연자들이 이 책을 읽고 모두 금연자가 되어 즐겁고 행복한 생활을 누릴 수 있기를 간절히 희망한다.

새롭게 열리는 싱그러운 아침에
심 교 준

저자에 관하여

알렌 카(Allen Carr)

33년 동안 하루 80개비씩 피우는 헤비스모커였던 그는 온갖 금연 방법을 시도해 봤지만 모두 실패했다. 그러나 이에 굴하지 않고 끝없이 노력한 끝에, 결국 전세계의 흡연자들이 기다리고 기다렸던 '손쉬운 금연 방법'을 개발해 냈다. 그 후, 그 때까지 일해 온 회계사 사무소를 그만두고 '전세계의 모든 흡연자의 금연자화'를 모토로 하여 금연 테라피스트로 나섰다.

현재 그의 금연 테라피에 대한 평판은 구전을 통해 널리 퍼져 영국뿐만 아니라 세계 각국에서 금연을 희망하는 사람들이 몰려들고 있다.

알렌 카의 금연 컨설팅 London Clinic

· 주소 : Ic Amity Grove, London SW20 OLQ
· 전화 : 44 - 20 - 8944 - 7761 · 홈페이지 : www.allencarrseasyway.com

---

옮긴이에 관하여

심 교 준(沈敎俊)

30년 동안 하루도 빠짐없이 평균 10개비 정도 피우는 라이트 스모커였다.
2~3차례 금연을 한 적도 있으나 사회 생활을 하면서 스트레스를 이유로 그 때마다 다시 피우게 되었다. 거의 죽음 직전에까지 이르렀던 병(1990년대)에서 회복하고 난 후에도 담배를 다시 피우는 스스로를 보고 세뇌의 무서운 힘을 느꼈다. 결국 이 책 《STOP! SMOKING》을 통해 금연에 완전히 성공했으며, 금연 테라피스트로서 국내 대기업 사원들을 대상으로 금연을 지도하기도 했다. 역서로는 《인생을 위한 NLP》가 있다.
현재 NLP 마스터 프랙티셔너이자 트레이너이기도 한 그는 개인 카운슬링과 기업경영자 개인심리 코칭 및 기업체 사원 교육을 담당하고 있다.

· e-mail : quit-smoking@hanmail.net
· Handphone : 019-257-6453

전 세계를 강타한 알렌 카의
STOP! SMOKING

2002년 1월 25일 1판 1쇄
2025년 9월 5일 1판 24쇄

지은이 | 알렌 카
옮긴이 | 심교준
펴낸이 | 김철종

펴낸곳 | (주)한언
출판등록 | 1983년 9월 30일 제1-128호
주소 | 서울시 종로구 삼일대로 453(경운동) 2층
전화번호 | 02)701-6911 팩스번호 | 02)701-4449
전자우편 | haneon@haneon.com

ISBN 978-89-5596-616-9 (13510)

이 책은 저작권법에 따라 보호를 받는 저작물이므로 무단 전재와
무단 복제를 금지하며, 이 책의 전부 또는 일부를 이용하려면 반드시
저작권자와 (주)한언의 서면 동의를 받아야 합니다.

한언의 사명선언문

Since 3rd day of January, 1998

Our Mission
— • 우리는 새로운 지식을 창출, 전파하여 전 인류가 이를 공유케 함으로써 인류문화의 발전과 행복에 이바지한다.
— • 우리는 끊임없이 학습하는 조직으로서 자신과 조직의 발전을 위해 쉼없이 노력하며, 궁극적으로는 세계적 컨텐츠 그룹을 지향한다.
— • 우리는 정신적, 물질적으로 최고 수준의 복지를 실현하기 위해 노력하며, 명실공히 초일류 사원들의 집합체로서 부끄럼없이 행동한다.

Our Vision
한언은 컨텐츠 기업의 선도적 성공모델이 된다.

저희 한언인들은 위와 같은 사명을 항상 가슴 속에 간직하고 좋은 책을 만들기 위해 최선을 다하고 있습니다. 독자 여러분의 아낌없는 충고와 격려를 부탁드립니다.
• 한언 가족 •

HanEon's Mission statement

Our Mission
— • We create and broadcast new knowledge for the advancement and happiness of the whole human race.
— • We do our best to improve ourselves and the organization, with the ultimate goal of striving to be the best content group in the world.
— • We try to realize the highest quality of welfare system in both mental and physical ways and we behave in a manner that reflects our mission as proud members of HanEon Community.

Our Vision
HanEon will be the leading Success Model of the content group.